DE LA

RÉSECTION TEMPORAIRE

DES OS DE LA FACE

PAR

Alfred GOGUEL,

Docteur en médecine de la Faculté de Paris.

PARIS

LIBRAIRIE J.-B. BAILLIÈRE ET FILS,

Rue Hautefeuille, 19, près le boulevard Saint-Germain.

1875

RÉSECTION TEMPORAIRE DES OS DE LA FACE

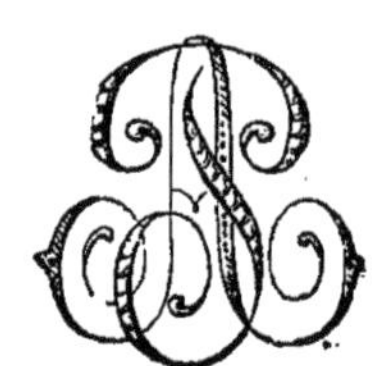

Paris. — Typ. A. PARENT, rue Monsieur-le-Prince, 29-31.

DE LA

RÉSECTION TEMPORAIRE

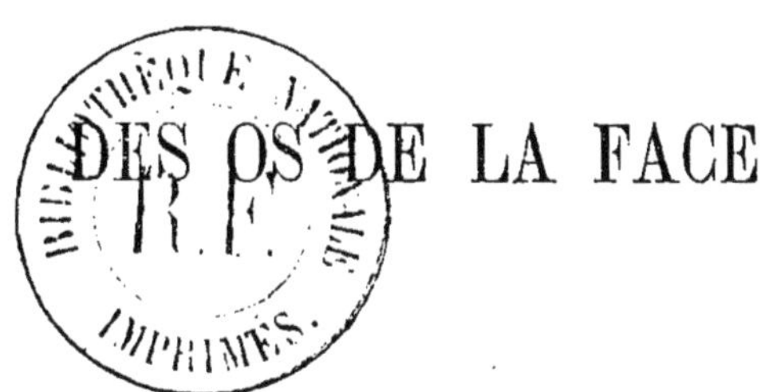

DES OS DE LA FACE

PAR

Alfred GOGUEL,

Docteur en médecine de la Faculté de Paris.

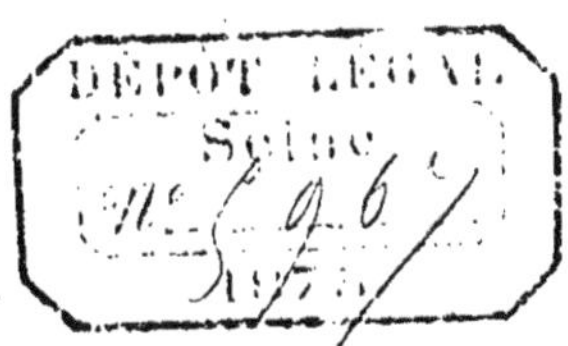

PARIS

LIBRAIRIE J.-B. BAILLIÈRE et FILS,

Rue Hautefeuille, 19, près le boulevard Saint-Germain.

—

1875

DE LA

RÉSECTION TEMPORAIRE

DES OS DE LA FACE

S'il est une région du corps où l'intervention chirurgicale semble de prime abord impossible, c'est assurément la partie de la base du crâne qui forme la voûte du pharynx et les cavités qui confinent à l'apophyse basilaire du sphénoïde.

Protégées par le squelette de la face qui les recouvre, voisines des orbites et communiquant avec l'extérieur par les orifices étroits des fosses nasales, et l'espace qui sépare le bord libre du voile du palais de la paroi postérieure du pharynx, les arrière-narines ne sont en effet que très-difficilement abordables par les voies naturelles.

Et pourtant, il est une classe de tumeurs à marche rapidement envahissante, qui, nées dans les régions qui nous occupent et prenant leurs racines à la base de l'apophyse basilaire, envoient des prolongements dans toutes les directions et remplis-

sent successivement les fosses nasales, les arrière-
narines et le sinus maxillaire. Parfois même, la
végétation polypeuse prenant des proportions fabu-
leuses, franchit tous les obstacles, distend les orifices et les conduits naturels, détruit ou refoule les
os et les parties molles qui gênent sa marche, détermine la saillie plus ou moins marquée des yeux,
puis, après avoir rempli tous les points du squelette
de la face, elle vient se faire jour sous les téguments et imprime au masque facial une expression
qui n'appartient qu'à elle. En présence de cette
redoutable affection, qui menace les fonctions les
plus essentielles de l'économie, qui met rapidement en danger les jours du malade et qui expose
les malheureux qui en sont atteints à plusieurs
causes de mort subite, le remède devait être éner-
gique.

Aussi, ne sommes-nous pas étonné de voir les
chirurgiens recourir aux opérations les plus graves,
se frayer audacieusement une voie à travers les
os de la face afin d'arriver à détruire radicalement,
jusque dans ses racines les plus profondes, le terri-
ble parasite, et mettre ainsi le malade à l'abri des
récidives. Dès 1832, Syme, d'Edimbourg, enlève,
suivant le procédé de Gensoul, la totalité du maxillaire supérieur pour extirper un polype double
chez un malade dans un état désespéré, puis, en
1840, Flaubert fils, de Rouen, qui semble avoir
ignoré la tentative du chirurgien d'Edimbourg,
reproduit, mais avec un succès complet cette au-

dacieuse tentative. Depuis lors, cette opération a été répétée un grand nombre de fois surtout par Michaux, Maisonneuve et Nélaton, si bien qu'aujourd'hui elle est entrée dans la pratique chirurgicale courante.

Mais, malgré les succès incontestables obtenus par l'ablation totale, celle-ci est passible de graves objections. Sans insister sur ce que cette opération capitale et sanglante a de terrifiant pour le malade auquel on la propose, et pour un certain nombre de chirurgiens sur le point de l'accomplir, sans parler des accidents qui compliquent toujours l'opération elle-même, et au premier rang desquels se trouve l'hémorrhagie due à la section des artères de la face, de la palatine postérieure, et parfois de la maxillaire interne, un simple coup d'œil jeté sur les statistiques véridiques suffira pour condamner cette opération qui, selon nous, n'a plus de raison d'être que dans le cas où le néoplasme a envahi le maxillaire lui-même.

Sans doute, comme le fait remarquer M. Chassaignac, on a publié des statistiques très-encourageantes ; mais qui ne sait que les statistiques faites avec des observations colligées dans les recueils périodiques, sont des statistiques de cas heureux, et qui ne sait aussi que l'ablation du maxillaire supérieur a maintes fois causé la mort ! La statistique si complète de M. Massé donne, sur 22 opérés, 7 cas d'hémorrhagies très-considérables, suivies de syncope prolongée, et 2 cas de mort pendant l'opération ; et dans les observations que nous avons recueillies pendant nos années d'études dans les hôpitaux de Paris , nous trouvons sur 7 opérés 4 cas de mort, dont l'une survenue pendant l'opération qui fut pratiquée à l'hôpital Saint-Louis.

Ce sont là de déplorables résultats peu faits pour encourager les chirurgiens dans cette voie. Aussi, ne sommes-nous pas étonné de recueillir les paroles suivantes de M. Legouest : « Je ne puis me résoudre à considérer ces opérations, ou pour mieux dire, les mutilations préliminaires qui ont été conseillées et mises en pratique pour guérir cette redoutable affection, comme le dernier mot de la chirurgie. »

En effet, on songea bientôt à restreindre la voie qu'ouvre si largement la résection totale, et c'est à Michaux, de Louvain, que revient l'honneur d'avoir fait le premier pas dans cette voie nouvelle dès l'année 1843, en enlevant les os propres du nez et l'apophyse montante du maxillaire supérieur ; puis vint Nélaton, qui, en 1848, enleva la voûte palatine, Huguier, qui, en 1850, coupa la base de l'apophyse montante avec une petite scie à crête de coq et mit à nu la partie antérieure du sinus maxillaire avec la gouge et le maillet. Depuis, les résections partielles se sont multipliées, et s'il nous fallait nommer tous les chirurgiens qui se sont frayé une voie vers la profondeur par l'ablation d'une des portions du maxillaire supérieur, cette simple énumération nous entraînerait au-delà des limites que nous nous sommes tracées.

Toutefois, les chirurgiens qui reconnaissent la nécessité impérieuse de se frayer une voie directe jusqu'à l'insertion des polypes naso-pharyngiens, sont sollicités en sens contraire par deux exigences et cherchent à satisfaire deux indications égalements légitimes, mais tout à fait opposées. La première réside dans la création d'une voie artificielle large, afin de rendre facile l'abord de la tumeur et possible l'éradication complète du produit morbide. Mais, en revanche, la seconde commande l'économie et prêche de ménager le plus possible les parties saines qui masquent le mal en y restant étrangères. Les résections temporaires ont fourni la solution de ce problème, car elles éludent la difficulté et satisfont du même coup les indications antagonistes.

Ce nom de résection temporaire a été proposé par M. E. Bœckel, l'éminent chirurgien de Strasbourg, pour les opérations qui font l'objet de ce travail, et qui sont des résections en ce sens, qu'on excise un morceau d'os, mais qui en diffèrent parce que cette portion osseuse reste en rapport avec les parties molles et est remise en place à la fin de l'opération. Cette expression heureuse a fait fortune, et elle remplace aujourd'hui, en France du moins, le terme de résection ostéoplastique, sous lequel ce groupe d'opérations était connu. L'ostéoplastie, en effet, n'a rien de commun avec la résection temporaire, et si, comme le dit fort bien M. Ollier , l'on veut voir une opération ostéoplastique dans les opérations préliminaires, pour l'extraction des polypes naso-pharyngiens, qui consistent dans la section simple des os de la face, l'écartement des parties sectionnées et leur réintégration à leur place primitive, après l'extirpation de la tumeur, il faut étendre démesurément la signification de ce mot. A ce prix, quand on fend la joue pour aller à la recherche d'une tumeur profonde, et qu'on réunit ensuite par la suture les points sectionnés, on fait une opération qu'on devrait ranger, d'après le même principe de nomenclature, dans les opérations plastiques. Or, la restauration immédiate des parties que le chirurgien divise ne peut être regardée comme une autoplastie, et l'ostéoplastie proprement dite est destinée à réparer les difformités permanentes, congénitales ou acquises. C'est ainsi que, comme exemple type d'ostéoplastie, nous pouvons citer la reconstitution du nez par des lambeaux osseux ou périostiques empruntés aux os voisins et déplacés pour former la charpente du nez nouveau, ou bien encore l'opération de Pirogoff, dans laquelle on soude à la partie inférieure du tibia sectionné transversalement, la partie postérieure du calcanéum détachée du corps de l'os par un trait de scie, mais laissée adhérente au lambeau cutané du talon.

Les règles de la résection temporaire n'ont pas encore été formulées, et les différents chirurgiens qui se sont occupés de la question, ont procédé différemment, suivant les cas auxquels ils ont eu affaire, et la voie à laquelle ils se sont ralliés.

La première condition à remplir, c'est de détacher les os de leurs connexions avec leurs voisins, en prenant grand soin de les laisser adhérer dans une étendue suffisante aux parties molles ambiantes, de façon que leur nutrition ultérieure ne soit pas compromise. Plus un lambeau d'os restera entouré de parties molles, plus il aura de chances de contracter des adhérences vasculaires et de continuer de vivre. Il faut ensuite se préoccuper de la nutrition de ce lambeau et s'assurer qu'il contient le plus de vaisseaux possible.

Les incisions cutanées doivent porter d'emblée jusqu'à l'os en divisant les différentes couches, y compris le périoste, afin de faciliter la marche de la scie ou l'action des cisailles.

Les vaisseaux divisés par la section des parties molles doivent être comprimés, au fur et à mesure de leur ouverture, avec des pinces hémostatiques, qui pourront être laissées appliquées jusqu'au moment où le lambeau sera remis en place. Il est rare que cette précaution ne suffise pas. Au cas contraire, si une ligature était jugée indispensable, elle devra être faite en catgut, substance qui a sur la soie l'avantage de pouvoir être résorbée, sans nuire par conséquent à la réunion immédiate.

Quant au mode de division des os, c'est avec la scie, le ciseau et les cisailles, qu'on peut tailler des lambeaux osseux. Toutes les fois que la scie peut être commodément maniée, elle est préférable, parce qu'elle ne fait pas d'éclat ; il faut employer des scies extrêmement minces comme celles dont se servent les horlogers, pour ne pas produire de perte de substance, comme lorsqu'on emploie la scie à chaîne dont le chemin a plus d'un millimètre d'épaisseur. Lorsqu'on doit scier les os perpendiculairement à leur surface, comme lorsqu'il s'agit de détacher la paroi antérieure du sinus maxillaire, le meilleur instrument est la scie à guichet de Larrey modifiée par Langenbeck, à la condition qu'on la choisisse moins épaisse de dos que de tranchant, ce qui permet de scier en chantournant et de former un lambeau osseux quadrangulaire, sans éprouver la moindre difficulté au niveau des angles

Les sections osseuses terminées, il ne reste plus qu'à luxer le lambeau ostéo-cutané autour de la charnière qui varie suivant le procédé adopté ; on y arrive, soit au moyen d'un élévatoire, soit en employant une forte pince qu'on introduit fermée et qu'on ouvre ensuite en faisant bâiller les os. Différents autres moyens ont encore été mis en usage, mais ce n'est pas ici le moment d'en parler, ces dispositions particulières trouveront mieux leur place dans la description détaillée du manuel opératoire des procédés.

L'opération terminée, le lambeau ostéo-cutané est remis en place et, suivant les cas, il sera suffisamment maintenu par la suture cutanée, ou bien il nécessitera une suture osseuse. Celle-ci doit toujours être faite avec du fil métallique et les deux chefs de chaque point, après avoir été préalablement tordus, doivent être placés entre les lèvres de la plaie cutanée. Nous reviendrons, du reste, sur les détails de la suture osseuse.

La réunion des os s'effectue assez rapidement, au moins par des adhérences molles, mais dans bien des cas, il faut cependant les maintenir longtemps fixés par des sutures ou des supports, afin que les adhérences soient suifisantes pour prévenir les déplacements consécutifs. Il résulte des différentes observations que nous relatons dans ce travail que la mobilité du lambeau osseux cesse d'être perçue en moyenne vers le quinzième jour, toutefois la consolidation définitive par du tissu osseux est beaucoup plus tardive, d'après M. Ollier.

Les lambeaux osseux ne se rétractent pas comme les tissus mous, mais ils s'affaissent avec les tissus qui les recouvrent, il est donc indispensable, comme nous l'avons déjà dit à un autre point de vue, de bien les fixer eux-mêmes, afin qu'ils puissent servir à leur tour de supports solides. Reste la suture des parties molles, pour laquelle on emploie le fil métallique qui est infiniment mieux toléré par la peau que ne l'est le fil de soie. Il faut avoir soin de se servir d'un fil d'argent très-fin, de comprendre dans l'anse de fil autant de parties molles que possible et, quand faire se peut, le périoste lui-même, afin d'obtenir un affrontement plus exact. Enfin il est prudent de rapprocher le plus possible les points de suture.

La réunion de la peau a, comme dans tous les

points de la face, une grande tendance à se faire rapidement et par première intention, néanmoins il
est rare qu'il n'y ait pas quelque peu de suppuration en certains points de la ligne de réunion.

Nous n'insistons pas ici sur les règles générales,
telles que la nécessité d'éviter, autant que possible,
les filets principaux du nerf facial et les rameaux
volumineux de l'artère faciale, ainsi que le canal
de Sténon, car ces règles appartenant aussi bien
aux résections définitives qu'aux résections tempo
raires sont devenues banales.

Nous suivrons, dans ce travail, l'ordre suivant :
Nous nous occuperons successivement de la voie nasale et des procédés qui s'y rattachent, de la voie
maxillaire supérieure, de la voie maxillaire inférieure, et en dernier lieu de la résection temporaire totale du maxillaire supérieur et de l'os malaire. C'est suivre, à peu de chose près, l'ordre chronologique de succession des différents procédés.
Les résections temporaires du maxillaire inférieur
restent en dehors du cadre que nous nous sommes
tracé, car nous tenons à le dire ici, nous n'avons
pas perdu de vue les polypes naso-pharyngiens et,
en général, les tumeurs pour la destruction des-
quelles les résections temporaires qui nous occupent, constituent une opération préliminaire.

VOIE NASALE

L'idée d'atteindre par les narines les tumeurs
occupant les fosses nasales et les arrière-narines
a dû nécessairement précéder l'idée plus osée de
se frayer une voie artificielle par les différents
points du squelette de la face. Les narines trou
vées insuffisantes, on songea à substituer à leur
orifice étroit celui plus large de l'ouverture osseuse
des fosses nasales ; ce premier progrès fut réalisé
par l'opération que M. Chassaignac imagina en
1854, opération qui, si elle avait été conduite à
terme suivant le programme tracé par M. Chassaignac, eût réalisé d'emblée la série des progrès dus
aux chirurgiens suivants, car s'il est vrai qu'elle ne
fut pas achevée ; quant aux sections oseeuses, il est
certain que nous y trouvons formellement contenue
l'idée de la résection temporaire que M. E. Bœeckel
de Strasbourg éleva à la hauteur d'un principe dès
1861. — L'opération de M. Chassaignac ayant précédé
tous les éssais de résection temporaire auxquels on
a attribué la priorité de cette méthode, il est indispensable que nous en fassions connaître tous les
détails, afin de pouvoir juger en parfaite connaissance de cause les différentes questions qui s'y rattachent, et rendre à chacun la part qui lui est due.
Voici ce procédé :

L'opérateur, placé en face du malade, pratique une incision transversale d'un orbite à l'autre, fait tomber sur cette première incision, du côté gauche, une section verticale descendante, un peu oblique, puis, arrivé au niveau de la partie inférieure de l'orifice des narines, change brusquement de direction et pratique une incision transversale qui s'étend de gauche à droite dans toute la largeur de la partie inférieure du nez. De cette manière, le nez se trouve inscrit dans un lambeau rectangulaire qui ne tient plus que par un seul côté au reste de la face.

Les tissus cutané et cartilagineux, qui constituent l'enveloppe extérieure, et une partie de la charpente nasale, sont alors séparés par de larges et rapides incisions, de manière à permettre de rejeter ce lambeau nasal, tout d'une pièce, sur la joue droite.

Ce premier temps de l'opération une fois terminé, on doit s'occuper de l'agrandissement de l'orifice antérieur des fosses nasales par des sections osseuses faites de la manière suivante.

Au moyen d'un trépan perforatif de Laugier, on pratique une ouverture qui conduit de l'un des orbites dans celui du côté opposé. La scie à chaîne introduite à travers ce conduit permet de sectionner en une seule fois, et d'arrière en avant, les puissantes attaches qui unissent au frontal la base des os du nez, ainsi que le sommet des apophyses montantes du maxillaire supérieur. Il s'agit alors pour enlever l'espèce d'auvent que représente la voûte osseuse externe du nez, de faire partir de chacune des deux extrémités du conduit inter-orbitaire qui vient d'être pratiqué, une section oblique qui va, de chaque côté, rejoindre le bord de l'orifice cordiforme des fosses nasales.

A cet effet, deux autres scies à chaîne sont conduites de chaque extrémité du conduit inter-orbitaire occupé par la première scie à chaîne, vers la cavité nasale, à travers laquelle elles sont amenées au dehors. Elles ont pour objet de sectionner la partie latérale de la voûte du nez. Ces deux dernières scies peuvent être remplacées par la cisaille de Liston, mais seulement chez les jeunes sujets. — De cette manière on ouvre une voie spacieuse, surtout lorsqu'on la complète par la section de quelques-unes des lamelles qui, sous le nom de cornets ou de cloisons, pourraient encore exister dans les fosses nasales. Cette voie, large et sûre, permet d'atteindre avec le dernier degré de précision tous les points de la voûte nasale et de la voûte pharyngienne. Les choses se présentent alors dans les conditions les plus favorables pour passer au troisième temps de l'opération, celui qui consiste à engager la chaîne de l'écraseur autour du pédicule du polype. — La première opération qui ait été faite d'après le plan et les principes exposés ci-dessus a eu lieu en janvier 1854 ; toutefois la voie plus que suffisante offerte par l'orifice antérieur des fosses nasales que le polype avait agrandi, n'a pas nécessité les sections osseuses proposées.—Rien, jusqu'ici, ne nous fait entrevoir le fait même qui constitue la résection temporaire telle que nous l'avons définie au début de ce travail ; le procédé que nous venons de décrire comprend deux temps : déplacement de la saillie nasale, puis ablation de l'auvent ostéo-cartilagineux, cette dernière rendue inutile par les conditions anatomo-pathologiques particulières du malade. Il est donc évident que, quels que fussent les projets du chirurgien, la première opération de Chassaignac ne comporta aucune section osseuse, pas plus des os propres du nez que de la branche montante du maxillaire supérieur.

Deux années après avoir pratiqué l'opération dont il s'agit, M. Chassaignac, énumérant dans son traité, de l'écrasement linéaire, qui date de 1856, les avantages de la voie nasale et de son procédé, ajoute :

« Il n'entraîne que fort peu de difformité, mais
« cela ne sera complètement vrai que quand on
« aura soin de laisser adhérent au lambeau cutané,
« l'auvent nasal formé par les os propres du nez.
« Les faits d'aposképarnismos sont là pour établir
« la possibilité d'une réunion après détachement
« d'une partie osseuse formant pièce commune
« avec les téguments. »

Cette proposition si formelle précède de trois années l'essai bien incomplet de déplacement de l'os propre du nez et de la branche montante du maxillaire pratiqué par Langenbeck, essai auquel on a accordé, bien à tort, comme nous venons de le prouver, la priorité de l'invention.

Quand nous aurons étudié tous les procédés qui ont été successivement proposés, soit pour la voie nasale, soit pour les voies maxillaires proprement dites et palatine, nous verrons que, quelque réels qu'aient été les progrès réalisés par les chirurgiens qui ont suivi M. Chassaignac dans la voie qu'il a si bien tracée, ceux-ci n'ont fait que mettre en pratique les préceptes de Chassaignac auxquels ils ont apporté la sanction si nécessaire de la clinique.

PROCÉDÉ DE M. LANGENBECK.

Cinq années après l'opération de Chassaignac, M. Langenbeck pratiqua en 1859, la résection temporaire de l'os du nez et de l'apophyse montante du maxillaire supérieur, en vue d'extirper un polype naso-pharyngien. C'est l'opération dont nous allons parler, qu'on regarde comme la première résection temporaire ; nous verrons combien est imparfait encore ce premier essai dans la voie nouvelle tracée par M. Chassaignac. Mais avant de critiquer ce procédé, décrivons-le en détail, d'après le récit qu'en a donné M. Langenbeck lui-même, dans le n° 48 de la Deutsche Klinick 1855.

Un jeune homme de dix-huit ans portait, dans les fosses nasales, deux fibroïdes insérés, l'un aux en-

virons de la trompe d'Eustache droite, l'autre près
de l'épine nasale postérieure. M. Langenbeck au
lieu de faire, comme d'ordinaire, la résection de l'os
propre du nez résolut de récliner cet os en le laissant adhérent à un point du périoste. Il fit, le 3 novembre 1859, une incision qui partait du milieu
de la racine du nez, et la prolongea jusqu'à la narine droite en longeant l'échancrure nasale. L'os
nasal du côté droit fut disséqué, on respecta soi-
gneusement le périoste, puis l'opérateur le sec-
tionna avec une pince de Liston tout contre la cloison et jusqu'à l'os frontal. Un second coup du
même instrument divisa la base de l'apophyse montante du maxillaire jusque dans le sinus. A l'aide
d'un élévatoire, on luxa l'os nasal et l'apophyse
montante, et on les replia vers le front. Ils restaient
en communication avec le frontal par un pont de
périoste et de muqueuse. Après l'extirpation des
polypes, les os furent replacés et on fit la suture des
parties molles.

Dans les premiers jours qui suivirent l'opération,
survint une inflammation assez considérable des
parties molles en rapport avec les os déplacés. Elle
disparut grâce à l'action d'applications glacées. Le
18 novembre, l'incision cutanée était réunie dans
toute son étendue. — Aucune sécrétion par les narines, les plaies de la muqueuse semblent guéries
aussi loin que le doigt est introduit. La respiration

par le nez est absolument libre. — La pression du
doigt sur les os réséqués ne provoque pas de douleur.

Le malade guérit, mais il se produisit une fistule la-
crymale qui ne se ferma qu'après l'expulsion de quelques lamelles osseuses.— Cette première opération
très-incomplète ne réalise pas le programme tracé
par Chassaignac, qui conseille vivement de laisser
adhérent au lambeau cutané le lambeau ostéo-périostique qui, dans l'opération qui nous occupe, a
seul été récliné, tapissé qu'il était à sa face postérieure par la muqueuse nasale. — Quelles sont les
conditions de vitalité d'un pareil lambeau dont
la nutrition n'est assurée que par son double revê-
tement muqueux d'une part, périostal de l'autre ;
dans l'espèce, l'événement a démontré que la réunion pouvait se faire et que le sang apporté par les
deux pédicules, muqueux et périostal, pouvait suf-
fire à la nutrition des parties déplacées, et à leur
soudure définitive et parfaite ; mais il est facile de
comprendre combien les chances de succès sont
précaires et combien grands sont les risques que
court l'opérateur qui, en ne laissant pas le lambeau
ostéo-périostique adhérent au lambeau cutané,
prive celui-ci de sa véritable source vasculaire, et
le place dans les conditions les plus aléatoires de
succès. — Les lambeaux osseux ne risquent pas de
se nécroser quand ils sont déplacés avec la peau qui

les recouvre, ils ne se nécrosent qu'en cas de mortification des parties molles qui les nourrissent; il est donc évident que s'ils ne sont réunis au reste de l'organisme que par un pont de périoste, ils auront moins de chance de vivre.

Si néanmoins l'opération de Langenbeck fut suivie de succès, nous devons l'attribuer à un ensemble de conditions heureuses, et à la précaution, prise par ce chirurgien, de laisser un pont de périoste assez large, grâce auquel la vitalité du tissu osseux a été suffisamment assurée. — Mais le succès de cette opération, doit-il sanctionner la méthode que nous venons de critiquer et encourager les chirurgiens à répéter l'opération de Langenbeck. Nous ne croyons pas devoir insister sur ce point, les avantages du déplacement complet ostéo-cutané étant indiscutables. Pour être aussi fidèle que possible à l'ordre chronologique, disons en passant que Malgaigne dans sa médecine opératoire 1861, 6ᵉ édition, insiste sur les préceptes de Chassaignac et termine en disant : « Dans tous les cas il serait bien préférable de laisser les os adhérents à leurs cartilages et au reste du lambeau, que de les détruire. »

PROCÉDÉ DE M. BŒCKEL.

Les inconvénients du procédé de Langenbeck furent d'abord signalés par M. E. Bœkel, qui fit

remarquer que le professeur allemand avait eu
tort de ne laisser que des adhérences périostées et
muqueuses, au lieu de former un vrai lambeau ostéo-cutané; et, dans la traduction du traité des résections d'O. Heyfelder, paru en 1863, il propose un
procédé pour réaliser ce lambeau et donner plus de
jour. On suppose que le polype ou la tumeur à attaquer siége principalement dans la fosse nasale
droite.

1° On fait une incision transversale sur le dos du
nez, allant d'un sac lacrymal à l'autre, immédiatement au-dessous du tendon de l'orbiculaire, une
seconde incision part de l'extrémité droite de la
première, descendant le sillon naso-génien jusqu'à
l'aile du nez qu'elle détache. Une troisième incision
divise la sous-cloison à son union avec la lèvre.

2° A l'aide d'un trocart, on perce le nez, d'un
sac lacrymal à l'autre et on divise les os dans le
sens de la première incision avec la scie à chaîne.
Un second trait, donné avec une scie à guichet, divise les os dans le sens de l'incision verticale. Enfin
il reste à couper verticalement la cloison des fosses
nasales, aussi loin en arrière que possible; on y
parvient moyennant une pince de Liston, un fort
bistouri ou une petite scie.

3° On replie le vaste lambeau comprenant presque toute la saillie du nez, vers le côté droit, en
brisant l'apophyse montante de ce côté à sa base.
Pour cela on saisit le lambeau entre les branches
d'une forte pince garnie d'amadou. Si la charnière

offre trop de résistance, on peut la diviser par l'intérieur du nez avec un ciseau.

4° Pour achever de dégager l'accès du pharynx, il faut encore extraire les cornets et le reste de la cloison, puis le polype enlevé, on refixe le nez en place à l'aide de points de suture. La portion de cloison qui a été conservée et repliée avec le nez, empêcherait l'affaissement de cet organe, et les cicatrices seraient certainement peu visibles. — Ce procédé ressemble beaucoup, pour les incisions cutanées, à celui de Chassaignac, dont M. E. Bœckel n'avait pas eu connaissance lorsqu'il publia le sien. Mais il réalise d'une façon parfaite le principe de la résection temporaire, car dans le lambeau déplacé, les os, la peau et les cartilages ne forment qu'un seul et même tout. Plus favorisé par les circonstances que M. E. Bœckel, M. Bruns père, chirurgien à Thubingue, pratiqua à trois reprises différentes avec succès, sur le vivant la résection des os du nez et de l'apophyse montante suivant le procédé de M. E. Bœckel, et nous trouvons dans les numéros 12 et 13 de la Berliner Wochenschrift de 1872, un article de M. Paul Bruns fils, qui donne comme nouveau et attribue à son père le procédé de M. E. Bœckel. — Mais ici, le déni de justice est évident. M. Bœckel a décrit tout au long son procédé en 1863, et ce procédé a été reproduit avec figure à l'appui dans la 4ᵉ édition du traité de médecine opératoire de Sédillot, p. 334. Paris 1870.

Les prétentions de M. Bruns fils ne sauraient être

justifiées et, quand nous l'entendons reprocher en termes assez durs aux chirurgiens français en général, et à M. Verneuil en particulier, d'avoir fait un historique inexact de ces résections temporaires, dans une communication à la Société de chirurgie en mai 1866, nous ne pouvons que retourner contre lui les armes dont il se sert si vivement contre les chirurgiens français.

M. le professeur Broca a pratiqué la résection temporaire suivant un procédé qui ressemble fort à celui de M. E. Bœckel, car, comme ce chirurgien, il a récliné le nez entier latéralement sur la joue, en laissant adhérer au lambeau cutané l'os propre du nez et l'apophyse montante sectionnés au moyen de la cisaille de Liston. Seulement, pour conserver une voie ouverte, M. Broca n'a pas réuni d'emblée l'aile du nez. La réunion osseuse s'est faite sans nécrose aucune. Nous regrettons vivement de ne pouvoir relater ici l'observation du malade sur le compte duquel M. Broca a eu l'obligeance de nous donner les quelques détails qui précèdent.

PROCÉDÉ DE M. LAWRENCE.

Nous venons de voir que M. E. Bœckel avait proposé de renverser le nez de côté, à la manière d'une porte qui tourne sur ses gonds. M. Lawrence, dans le Medical Times de novembre 1862, propose de relever le nez sur le front. Voici, du reste, son procédé :

Un jeune homme de 22 ans avait les deux fosses

nasales remplies de polypes muqueux assez volumineux pour distendre les os du nez. De nombreuses tentatives furent faites sans succès pour enlever ces productions avec la pince à polypes. M. Lawrence se décida alors à pratiquer une opération qu'il décrit de la manière suivante :

Deux incisions, partant du côté interne des sacs lacrymaux divisèrent les téguments de chaque côté du nez et se terminèrent au point de jonction des ailes nasales avec la lèvre supérieure. Puis le chirurgien coupa les apophyses montantes du maxillaire et les os du nez avec des cisailles. Enfin, il divisa la cloison et releva le nez sur le front. Les masses polypeuses, mises à nu par cette opération préliminaire, furent enlevées une à une avec des pinces. Sur certaines places, les végétations étaient si serrées qu'il fallut exciser complètement la muqueuse. En dernier lieu, le nez fut replacé dans sa position normale où on le maintint par quelques sutures. En peu de jours le malade était guéri et respirait librement par les narines.

PROCÉDÉ DE M. OLLIER.

M. Ollier qui, depuis 1857, s'est occupé de la question des résections temporaires, était arrivé à un procédé qui, à l'aide d'une incision transversale de la joue, permet de relever en haut la totalité du maxillaire supérieur avec le lambeau cutané, mais il a depuis abandonné ces premières recherches malgré les heureux résultats que Huguier et Langenbeck ont obtenus par la mobilisation d'une partie du maxillaire, pour chercher dans une autre direction et porter son attention sur la voie nasale pour laquelle il a imaginé un procédé très-simple et très-facile à exécuter et qui lui a donné les meilleurs résultats dans un nombre déjà considérable d'opérations. Voici ce procédé :

Premier temps. — Incision de la peau et section verticale de la charpente de l'auvent nasal.

On fait une incision en forme de fer à cheval, commençant au niveau du bord postérieur de l'aile du nez à droite, remontant directement vers le point le plus élevé de la dépression naso-frontale, puis redescendant à gauche par le même chemin, jusqu'au niveau du bord postérieur de l'aile du nez. Cette incision va du premier coup jusqu'à l'os. On prend alors une scie à lame droite, et l'on sectionne rapidement la charpente du nez dans la direction de la plaie extérieure. On arrête la scie dès qu'on sent qu'on a dépassé les apophyses montantes. On achève de mobiliser le nez par quelques coups de ciseaux sur la cloison et les cartilages des ailes, on le renverse en bas et l'on fait au besoin la ligature des deux branches de la frontale interne à la racine du nez.

2ᵉ *temps.* — Mobilisation de la cloison. L'ouverture antérieure des fosses nasales ne donnerait pas assez de jour pour explorer la région naso-pharyngienne; aussi faut-il mobiliser là cloison. Souvent elle est déjetée à droite ou à gauche par le polype lui-même; elle est même usée en partie. Aussi est-il facile de la déjeter par l'introduction forcée du doigt seulement. Dans certains cas, une section avec les ciseaux, à la partie supérieure ou à la partie inférieure, est utile pour la mobiliser en masse, mais le déjettement avec les doigts seuls n'a pas d'inconvénients et a pour avantage de ne pas interrompre la continuité de la muqueuse.

3ᵉ *temps*. — Extraction du polype.

Avec le doigt introduit dans les narines, on s'assure de l'implantation du polype, on délimite ses adhérences et ses prolongements; on l'arrache ensuite avec de fortes pinces et l'on rugine la base d'implantation, lorsque le polype siége sur l'apophyse basilaire, ce qui est le cas habituel. Dans ces ce dernier temps, un doigt introduit par la bouche dirige les instruments. Enfin, l'arrachement du polype terminé et l'hémorrhagie arrêtée, le nez est remis en place et fixé par la suture métallique. La réunion est rapide et n'a jamais manqué de se faire.

OBSERVATION *extraite du traité expérimental et clinique de la régénération des os, par M. Ollier. Polype naso-pharyngien énorme, pesant plus de 205 grammes, enlevé par l'ostéotomie verticale et bilatérale des os du nez.* — Auguste R..., cultivateur, âgé de dix-neuf ans, est d'un tempérament lymphatique, d'une bonne constitution, et n'a jamais eu de maladies sérieuses.

En 1862, ce jeune homme s'aperçoit d'une difficulté à respirer par la narine gauche ; cette gêne s'accroît d une manière lente et progressive. Au bout de deux ans, l'air expiré ne passe que difficilement par les fosses nasales ; quelques mois après, la charpente du nez et l'œil gauche commencent à être projetés en avant ; la vue s'affaiblit. C'est ainsi que le malade se présente dans un hôpital de son pays. On reconnaît l'existence d'un polype naso-pharyngien tellement volumineux, qu'on juge prudent de s'abstenir de toute opération. Arrivé à Lyon, il entre à l'Hôtel-Dieu, où M. Ollier constate l'état suivant : La physionomie étrange, occasionnée par la déformation du visage, frappe tout d'abord. Les yeux sont très-saillants, surtout le gauche ; les côtés du nez, portés en avant et en dehors, font paraître cet organe large et aplati. La bouche est continuellement ouverte, la voix nasonnée. En soulevant légèrement la narine gauche, on aperçoit une petite tumeur arrondie, d'un rouge pâle, peu mobile ; le doigt ne peut la contourner, la pression la fait saigner : cet obstacle s'oppose à tout passage de l'air. A droite on ne distingue que la face correspondante de la cloison fortement déprimée de ce côté ; l'air passe en petite quantité. Les os propres du nez sont amincis, réduits en lamelles, qu'on déprime facilement. L'exploration par l'arrière-gorge permet de reconnaître une masse volumineuse remplissant la partie supérieure des fosses nasales et s'étendant principalement à gauche ; il est impossible de préciser le point de départ. Le voile du palais est libre ; la voûte palatine amincie se laisse percer par une épingle. Les yeux, portés en avant, sont aussi projetés en dehors ; la vue est nulle à gauche où l'exorbitis est plus prononcé ; très-affaiblie à droite depuis quinze jours, elle permet à peine au malade de se conduire seul. Les pupilles sont dilatées, peu sensibles à la lumière. Nous voici donc en présence d'un polype très-volumineux, à embranchements multiples, ayant occasionné des désordres graves et menaçant prochainement la vie. M. Ollier se décide à l'attaquer après avoir pratiqué son opération préliminaire : l'ostéotomie verticale et bilatérale du nez. Afin d'abréger, nous laissons de côté le détail de l'opération prélimilaire.

A travers les deux larges ouvertures, converties bientôt en une seule par le refoulement de la cloison à droite, l'œil et le doigt explorent à leur aise le polype et ses masses énormes se prolongeant dans toutes les directions. Des tractions énergi-

ques, exercées au moyen de fortes pinces érignes, amènent
trois ou quatre fragments de la tumeur formés par un tissu
fibreux très-résistant ; les uns viennent du sommet, les autres
des profondeurs de l'excavation ; les pinces se faussent plusieurs fois. On extrait, entre autres fragments, deux masses
de la grosseur d'une grosse noix ; l'une d'elles emporte une
portion du plancher de l'orbite, auquel elle adhère intimement.
A ce moment, l'hémorrhagie devient assez abondante, le pouls
faiblit, la face et la muqueuse des lèvres pâlissent ; le malade
tombe en syncope. L'eau froide et la position horizontale le
font bientôt revenir; des éponges, facilement enfoncées dans
les fosses nasales, mettent fin à l'écoulement du sang. Après
un instant de repos, l'exploration directe nous montre la surface basilaire dénudée, et des restes du produit morbide du
du côté de la fosse ptérigo-maxillaire; on les saisit avec de
fortes érignes, et l'on arrive, après quelques efforts, à faire
sortir un prolongement du volume d'une grosse noix, à surface lisse, mamelonnée; le prolongement ne fait aucune
saillie dans la cavité pharyngienne. Il était logé dans une
cavité qui paraissait dans la direction du trou ptérygoïdien.
L'extirpation était réellement complète.

L'hémorrhagie reparaît, mais elle est aussitôt réprimée avec
des éponges, dont on bourre la cavité. Le nez est relevé à sa
place, maintenu par une simple compresse d'eau froide.
M. Ollier, craignant l'apparition d'une hémorrhagie, ajourne
la suture du nez. A quatre heures, le pouls est à 144, la peau
chaude; le malade souffre peu et répond aux questions. A
six heures, les éponges sont remplacées par le rhinobyon, dont
la canule sort par la narine; le nez est rattaché à la face par
des points de suture métallique entrecoupés, simplement re-
couverts d'un plumasseau de charpie imbibée d'eau froide. Ti-
sane d'arnica froide, bouillon froid glacé.

La tumeur enlevée est un polype fibreux du poids de
205 grammes. La tumeur avait, à son point d'insertion princi-
pal sur l'apophyse basilaire et le corp sdu sphénoïde. Des adhérences secondaires et peu résistantes s'étaient formées au niveau de la cloison et du plancher de l'orbite.

9 mai, Le malade déclare déjà souffrir bien moins qu'avant
l'opération ; la déglutition est parfaitement libre, les paupières sont tuméfiées. Le pouls est à 130. Il n'y a pas eu d'hémorrhagie.

11 mai. Le pouls est tombé à 96, Sensation de battements à la région occipitale; ecchymose sur le voile du palais, un peu gonflé à gauche. On enlève le rhinobyon, dont la baudruche a été réduite à quelques lambeaux par la suppuration.

Les jours suivants l'œdème des paupières diminue; quelques points de suture sont enlevés.

16 mai. Plus de douleurs ni de battements. L'extrémité inférieure de la plaie cutanée est réunie, le reste suppure. Des injections avec l'eau de goudron facilitent la sortie des détritus.

24 mai. Le malade se lève, la face n'est plus tuméfiée; des brides se sont formées, réunissant au front le sommet du nez; on maintient ces parties rapprochées à l'aide de bandelettes enduites de collodion.

3 juin. La plaie cutanée est réduite à une longueur de deux centimètres sur le côté droit du nez. La suppuration intérieure est tarie; l'air expiré passe librement par les fosses nasales.

L'exorbitis a beaucoup diminué, surtout à gauche, où l'œil est très-saillant. Le malade prétend distinguer une légère clarté, tandis qu'avant l'opération, il était plongé dans une obscurité complète.

2 juillet. Le malade sort dans l'état suivant : il a repris ses forces et de l'embonpoint; la voix a conservé un ton nasillard, quoique l'air s'échappe facilement par les narines. La charpente du nez est solide ; la cicatrice, en forme de V, est de plus en plus linéaire ; le visage a repris de la régularité, les yeux sont rentrés dans leur orbite.

Le malade, revu le 25 novembre 1865, on constate que la cicatrisation de la plaie est complète. Les os propres, amincis au moment de l'opération, se sont épaissis et très-bien soudés. La cloison est reconstituée; aussi n'y a-t-il qu'un très-léger affaissement du nez ; les narines libres permettent une respiration facile. Nulle part, sur les parties accessibles de la cavité pharyngienne, on ne trouve de traces de récidive.

APPRÉCIATION DE LA VOIE NASALE ET DES PROCÉDÉS QUI S'Y RATTACHENT.

Le nombre des procédés de résection temporaire proposés pour arriver, par la voie nasale, sur des polypes naso-pharyngiens ou sur toute autre tumeur, montre assez combien cette voie s'impose aux chirurgiens par ses nombreux avantages. Tout d'abord, quand on songe à la distance apparente qui sépare l'orifice de la narine normale du fond du pharynx et de l'apophyse basilaire, on n'a pas, de prime abord, la pensée d'attaquer par cette voie les polypes pharyngiens ; mais, quand on a vu tout ce que le détachement bien fait du lambeau nasal avec ses cartilages et la voûte osseuse, suivi de la destruction des cornets et de la partie de la cloison qui n'est pas détachée avec le lambeau, donnent de facilité pour atteindre avec les doigts jusqu'au fond du pharynx, on reste surpris que la pensée ne se soit pas présentée plus tôt d'une méthode à la fois si franche, si nette et si directe.

En effet, l'ouverture naturelle de l'orifice antérieur des fosses nasales, quand cette ouverture est agrandie par l'ablation de l'auvent nasal, donne vers la voûte du pharynx aussi bien que vers la voûte des fosses nasales, dans toute son étendue, un très-large accès vers la base du crâne. D'autre part, l'agrandissement de l'orifice nasal par l'ablation de l'auvent nasal raccourcit le diamètre antéro-postérieur de la voûte naso-pharyngienne, de telle sorte que le doigt a la longueur suffisante pour pénétrer directement et sans difficulté sur tous les points, quels qu'ils soient, de l'implantation du polype.

Au point de vue de l'ouverture pratiquée, les avantages sont considérables, mais un examen attentif des pièces anatomiques et des observations chirurgicales montre clairement que ces avantages résultent plus des sections des parties molles que des parties osseuses, lesquelles ne sont, somme toute, pas considérables, excepté dans le procédé de Langenbeck. Les chiffres ci-dessus, relevés par nous sur un certain nombre de crânes, donnent les moyennes suivantes.

Orifice osseux antérieur des fosses nasales :

```
Largeur moyenne du diam. transversal sup., 0,011 millim.
   »        »        »       »        moyen, 0,020    »
   »        »        »       »          inf., 0,025    »
                          Hauteur moyenne, 0,040    »
```

Orifice osseux antérieur des fosses nasales après la section des os propres et des apophyses montantes :

```
Largeur moyenne du diam. transversal sup., 0,018 millim.
   »        »        »       »        moyen, 0,024    »
   »        »        »       »          inf., 0,025    »
                          Hauteur moyenne, 0,052    »
```

Il résulte clairement de ces chiffres que les sections osseuses agrandissent surtout les diamètres transversaux supérieurs et le diamètre vertical, et qu'elles transforment en un orifice rectangulaire, l'orifice cordiforme des narines, ce qui revient à dire qu'elles découvrent dans une étendue très-suffisante la région ethmoïdale ou interorbitaire.

Relativement à la direction de l'axe de la voie nasale, nous ferons observer qu'il est aussi direct que

Goguel.   3

possible, car, en suivant la paroi supérieure des
fosses nasales, on arrive directement sur l'apophyse
basilaire et sur le pédicule des polypes qui s'y insè-
rent ainsi qu'aux parties voisines de la base du crâne.
De plus, on pénètre très-facilement dans le sinus
maxillaire en détruisant la paroi interne de cette
cavité. Mais il est rare qu'on ait à agir sur cette lamelle osseuse qui, la plupart du temps, a été dé-
truite par le polype ou par les différentes tumeurs
qui envoient des digitations dans l'antre d'Highmore. La fosse ptérygo-maxillaire n'échappe pas
davantage à l'action des instruments et l'on peut
facilement arrache les lobes qui ont pénétré dans
cette région, à travers le trou sphéno-palatin préalablement dilaté. Dans l'observation de M. Ollier que
nous avons relatée, un semblable prolongement fut
facilement extirpé. Les cellules sphénoïdales sont
également très-accessibles. Nous verrons plus tard,
quand nous comparerons la valeur relative des différentes voies qu'on ouvre par la résection temporaire, que la voie nasale réunit seule tous ces
avantages et que seule elle donne indifféremment
accès dans tous les recoins de la sculpture faciale
profonde. Cela est si vrai, que nous voyons plusieurs
chirurgiens chercher à détruire les polypes naso-
pharyngiens par la voie nasale, sans avoir recours
à aucune espèce d'opération préliminaire. Dans tous
les cas , ils ne supprimeraient ces opérations
préliminaires que pour les polypes de la base du
crâne, car leur manuel opératoire ne tend nullement

à atteindre la région ethmoïdale vers laquelle il faudra presque toujours se frayer une voie à travers la face. Bien que les essais de MM. A. Guérin et Hergott ne rentrent pas dans notre sujet, nous en parlerons brièvement, car mieux que tout argument, ils montrent le parti qu'on peut tirer de la voie nasale.

M. A. Guérin, opérant un jeune garçon de 17 ans, eut l'idée, pour trouver le pédicule du polype, de le chercher à l'aide du doigt introduit en arrière du voile du palais, et d'un instrument explorateur porté d'avant en arrière dans l'une des fosses nasales, et qui devait en même temps servir à enlever ce qui restait de la masse polypeuse. La tumeur fut énucléée et la rugination de la base du polype fut opérée en grande partie.

M. Hergott guidé par un miroir laryngoscopique arriva à étreindre, avec le serre-nœud de Graefe introduit par la narine, le pédicule d'un polype de l'apophyse basilaire qui fut ainsi détaché, puis la récidive s'étant produite, le chirugien put ruginer en quelques minutes, au moyen d'une rugine spéciale introduite par la narine, toute l'apophyse basilaire sur laquelle le parasite était implanté.

Ces deux tentatives sont l'expression d'une heureuse tendance, celle de détruire le moins que faire se peut et d'éviter, dans la mesure du possible, les opérations préliminaires, mais au point de vue qui nous occupe, elles prouvent toute la valeur de la voie nasale, car si elles ont permis d'aussi beaux

résultats par les voies naturelles, elles font entrevoir aussi tout le parti que l'on peut obtenir par la
résection temporaire de toute la saillie nasale.

Il nous reste à apprécier les différents procédés se
rattachant à la voie nasale. L'opération de Langenbeck qui fut, comme nous l'avons vu, la première
résection temporaire pratiquée sur le vivant, est par
suite, défectueuse comme tous les premiers pas dans
une voie nouvelle ; son procédé est le plus imparfait
de tous, l'ouverture pratiquée est beaucoup moins
grande que dans le déplacement complet de la saillie
nasale entière, en un mot, il ne saurait soutenir
la comparaison avec les autres procédés ; néanmoins,
ce procédé est très-intéressant au point de vue phy-
siologique, en ce qu'il est une preuve de l'importance
du périoste dans la greffe osseuse.

Le procédé proposé par M. E. Bœckel donne un
plus large accès dans les fosses nasales et l'ouverture
qu'il procure est un rectangle très-allongé dans le
sens vertical. C'est certainement celui qui donne la
plus grande surface d'ouverture, mais néanmoins,
nous lui préférons la méthode de M. Ollier, et cela
pour les raisons suivantes : le renversement latéral
du nez autour d'une charnière formée par l'os propre du nez et l'apophyse montante, n'est pas aussi
facile que l'abaissement du nez. Il nécessite une
assez grande force, car il faut arriver à briser les os
au niveau de la charnière, et quand ceux-ci sont
trop résistants, la pince garnie d'amadou ne suffit
plus et il faut avoir recours au ciseau et au maillet

pour diviser les os par leur face postérieure. Or, cette section n'est jamais nette, elle s'accompagne d'enfoncements ou d'esquilles et met, par conséquent, le malade dans de moins bonnes conditions pour la réunion rapide et parfaite. Enfin, mais ceci n'est peut-être qu'une préoccupation théorique, il nous semble que le lambeau ostéo-cutané de M. Bœckel est bien moins nourri que celui de M. Ollier qui contient dans son triple pédicule inférieur les principales artères qui se rendent au nez. Malgré les petites critiques qu'on peut lui adresser, le procédé de M· Bœckel a donné et donnera encore d'excellents résultats.

Reste le procédé de M. Ollier qui nous semble la plus simple et la plus facile à pratiquer des résections temporaires par la voie nasale. Une incision cutanée et un trait de scie le constituent; après l'avoir répété à différentes reprises sur le cadavre, nous lui reconnaissons les avantages suivants : La voie ouverte est l'orifice osseux antérieur des fosses nasales, augmenté par la section des os propres et des apophyses montantes. L'abaissement du nez peut être poussé assez loin sans danger pour son triple pédicule inférieur, pour que l'on découvre facilement la totalité de l'orifice antérieur des fosses nasales. La région ethmoïdale est fort bien découverte. La section osseuse, pratiquée avec une scie fine d'horloger ou avec la scie de Buttcher, dont nous avons apprécié les avantages dans nos expériences cadavériques, est nette, linéaire et sans perte de substance, ce qui constiue, au point de vue de la réunion, un avantage inappréciable sur les sections avec les pinces de Liston ou la scie à chaîne. De plus, il est évident que la conservation dans le triple pédicule constitué par la cloison et les ailes du nez, des artères de la sous-cloison et de l'aile du nez, c'est-à-dire les principales artères qui se rendent au nez, doit être très-favorable au rétablissement immédiat de la circulation, si bien que les craintes qu'on pourrait concevoir *a priori,* sur la vitalité du nez déplacé dans les différents procédés que nous étudions, ne sauraient être fondées en ce qui touche le procédé de M. Ollier.

La clinique a du reste confirmé ces prévisions et M. Ollier qui avait pratiqué huit fois son opération en 1867, déclare n'avoir jamais eu la moindre inquiétude sur ce point ; c'est à peine si le nez prend une teinte légèrement violacée ; il ne perd jamais sa chaleur et se trouve dans les meilleures conditions pour la réunion. — Celle-ci est très-rapide dans certains cas ; un des opérés de M. Ollier s'est mouché énergiquement au 4e jour et cette imprudence n'a pas eu le mauvais effet que l'on aurait pu redouter, la peau ayant parfaitement résisté. La réunion s'opère de la superficie à la profondeur ; la peau se soude d'abord, l'os n'est solide qu'au bout d'une quinzaine de jours et encore pendant un certain temps n'est-il soudé que par une cicatrice fibreuse, l'ossification du cal intermédiaire s'effectue probablement au bout de 4 à 6 semaines. Il y a alors

un bourrelet sous-périostique dur, d'apparence
osseuse, comme dans toutes les plaies superficielles
des os; ce bourrelet s'efface peu à peu et au bout de
5 à 6 mois, il est à peine appréciable. Quant à la
cicatrice cutanée, elle est d'abord rouge et violacée
comme toutes les cicatrices, mais au bout d'un an
elle est très-peu apparente, surtout si la réunion
immédiate a été obtenue. On pourrait craindre
à priori que le poids du nez ne soit un obstacle à la
réunion en exerçant une traction continue sur les
sutures; mais comme la coaptation est parfaite et
les sutures de fil métallique très-solides, ce danger
est illusoire. Du reste M. Ollier a soin de comprendre dans l'anse métallique le plus de parties molles
que faire se peut.

VOIE MAXILLAIRE INFÉRIEURE

Nous diviserons les résections temporaires qui sont destinées à frayer une voie à travers le corps du maxillaire supérieur lui-même, en deux groupes; la voie maxillaire inférieure et la voie maxillaire supérieure. La 1re comprend deux procédés : celui de M. Huguier et celui de M. Dezanneau. Nous avons cherché à transformer en résection temporaire, la résection définitive de la voute palatine telle que la pratiquait Nélaton et nous donnerons cet essai pour ce qu'il vaut, privé qu'il est, de toute sanction clinique.

Voici le procédé, que M. Huguier proposa et pratiqua le 11 août 1860. Ce fut la première résection temporaire accomplie par le maxillaire lui-même.

1° Une boutonnière transversale est pratiquée à la base du voile du palais, puis, à l'aide de la sonde de Belloc, l'on fait passer par la fosse nasale malade et par cette boutonnière, un ruban de fil destiné dans la suite de l'opération, à opérer des tractions sur le maxillaire et à le renverser en bas et au-dedans.

2° On faït une incision comprenant toute l'épaisseur de la joue, depuis la commissure labiale jusqu'au bord antérieur du masséter. Une seconde incision part du sillon naso-génien à égale distance de l'aile du nez et de la commissure des paupières, contourne l'aile du nez qu'elle détache, puis aboutit au milieu de la lèvre supérieure qu'elle divise verticalement. Le lambeau triangulaire qui en résulte est détaché et relevé en dehors.

3° Un trait de scie horizontal sépare en deux parties le maxillaire supérieur et l'os palatin, commençant immédiatement au-dessus de la tubérosité maxillaire, il aboutit au-dessus du plancher des fosses nasales.

4° La première dent incisive est luxée, puis un trait de scie peu profond est donné d'avant en arrière sur la voûte palatine, à gauche de la cloison.

5° La base de l'apophyse ptérygoïde est coupée avec un fort sécateur, et la partie inférieure du maxillaire supérieur se trouve ainsi détachée des os de la face auxquels elle ne tient plus que par les feuillets muqueux de la voûte palatine. Alors en se servant d'un ciseau comme levier en même temps qu'on fait des tractions de haut en bas et de dehors en dedans sur le ruban de fil, on obtient la luxation du maxillaire qui est renversé en bas et en dedans; par cette large porte on extirpe la tumeur, puis on remet le maxillaire en place et on le maintient par l'interposition d'un coin entre les molaires et par l'application d'une fronde.

Observation. — L'opéré est un jeune homme âgé de vingt ans, d'une constitution débile, qui est entré à l'hôpital Beaujon, le 30 juin 1859, pour un polype naso-pharyngien, dont l'origine remontait à six ans environ, et qui avait déjà été l'objet de nombreux traitements et de plusieurs tentatives opératoires infructueuses.

Voici l'état qu'il présentait alors : l'œil gauche était manifestement plus saillant que le droit, et porté en haut. L'aile du nez du côté gauche était aussi de beaucoup plus saillante que la droite. En palpant avec le doigt la racine du nez, on sentait d'une manière évidente que l'os nasal gauche ainsi que l'apophypse montante du même côté, avaient été refoulés en dehors. Le nez tout entier était élargi, épaté, mais cet élargissement ne portait que sur son côté gauche. En exposant l'ouverture des narines à une vive lumière, on apercevait, au fond de la fosse nasale gauche, une tumeur rosée qui la bouchait complètement. Si le jeune homme fermait avec le doigt la narine droite, et qu'il fît des efforts pour inspirer ou expirer par celle de gauche, on constatait que de ce côté le passage de l'air était absolument obstrué ; il se faisait encore à droite, mais difficilement.

Le voile du palais était bombé, surtout à gauche. Le bord inférieur du voile du palais était presque en contact avec la base de la langue ; il était plus distant que d'habitude du fond du pharynx. La saillie formée en avant par le voile du palais était dure, comme ligneuse, sans élasticité. Le doigt, porté au fond de la bouche jusque dans le pharynx et recourbé en crochet de bas en haut, arrivait à sentir une tumeur dure, résistante, remplissant la partie supérieure gauche du pharynx et dépassant à droite la ligne médiane. Cette tumeur était assez régulièrement arrondie, et le doigt pouvait parcourir tout son bord inférieur. En explorant les fosses nasales avec une sonde de femme, on pénétrait facilement par la narine droite jusque dans le pharynx. Là, si l'on tournait à gauche le bout de la sonde, on se sentait arrêté par la tumeur, et l'on éprouvait quelque difficulté à la faire pénétrer entre le polype et la face postérieure du voile du palais. En enfonçant la sonde dans la narine gauche, on était bientôt arrêté par le polype ; mais avec quelques pressions, on franchissait l'os et on arrivait ainsi comme à droite, derrière le voile du palais. On pouvait alors imprimer à la sonde un mouvement de rotation, et lui faire parcourir ainsi toute cette face postérieure.

Les inconvénients causés par la présence de cette tumeur étaient très-grands. La voix avait un timbre nasonné très-prononcé ; la respiration était très-difficile et ne s'exécutait qu'avec beaucoup de peine pendant le sommeil. Dans cet état, le malade était obligé de rester assis sur son lit, la bouche ouverte; il faisait entendre alors un ronflement sonore. Depuis l'entrée du malade à l'hôpital jusqu'au 11 août, il ne se passa rien de remarquable, si ce n'est toutefois qu'il fut pris le 12 juillet d'un érysipèle de la face, qui s'accompagna de symptômes cérébraux. Mais cette complication cessa rapidement, et le malade reprit son état de santé habituel. Son état général était assez satisfaisant pour engager M. Huguier à pratiquer l'opération, qui fut faite le 11 août 1860.

Les premiers temps ne présentent rien de saillant, et toute la partie de l'opération ayant pour but de mettre à découvert le polype se fait sans autre accident qu'une perte de sang insignifiante. Par la large porte ouverte, jusqu'au pharynx, on peut apercevoir facilement le polype, adhérant par une large base à l'apophyse basilaire, à la face postérieure du pharynx et à la base de l'apophyse ptérygoïde gauche. Alors M. Huguier, se servant d'une cuillère tranchante, et ensuite de forts ciseaux courbes, coupe ce large pédicule et extrait le polype en quatre morceaux. Cette partie de l'opération s'accompagne d'une hémorrhagie effrayante ; le sang coule à grands flots et remplit à chaque instant la gorge, où il faut continuellement l'étancher avec une éponge.

Le malade suffoque et s'affaiblit: le pouls devient presque imperceptible ; la syncope est imminente. A cet instant, M. Huguier, après avoir enlevé la totalité du polype, cautérise fortement au fer rouge toutes les surfaces d'où le sang s'écoule. Le malade ne tarde pas à revenir à lui, et on réapplique le maxillaire, mais il est très-difficile à maintenir en place, car la dent luxée est tombée pendant l'opération. Le lambeau est recollé à l'aide d'épingles à suture. On place entre les dents molaires, de chaque côté, deux bouchons taillés en gouttière, qui servent de points d'appui au maxillaire. On fait un pansement simple et on applique une fronde qui maintient les deux mâchoires rapprochées.

Le 12. Le malade a dormi un peu ; il n'y a pas de gonflement ; pouls, 140. On donne un lavement de bouillon et un lavement de vin sucré.

Le 13. Gonflement très-prononcé ; l'œil est fermé par l'œdème des paupières. Le gonflement diminue le jour suivant.

Le 16. M. Huguier enlève les épingles. L'opéré va aussi bien que possible.

Le 18. On constate que l'œil gauche, qui était refoulé en avant et en dehors par le polype, a repris complètement sa place. Les sutures sont enlevées ; la bouche est légèrement déviée à droite. Le maxillaire supérieur ne peut être facilement maintenu en place ; il a toujours de la tendance à se porter en bas et en dedans sous la pression des parties molles de la joue.

Le 25. M. Huguier prie M. Morel-Lavallée de venir appliquer sur le bord alvéolaire supérieur un moule de gutta-percha qui, emboîtant complètement les dents, doit maintenir en place le maxillaire mobile. On réunit d'abord par un fil les dents d'un côté à celles du côté opposé, et on place une sorte de coin de gutta-percha dans le vide triangulaire qu'a laissé en tombant la dent incisive luxée.

Le moule tient assez bien pendant les premiers jours, et le malade peut plus facilement avaler des bouillons et quelques potages ; mais, par la diminution du gonflement des parties, le moule s'ébranle et on l'enlève le 30 août ; en même temps le maxillaire redevient mobile et tend continuellement à se renverser en bas et en dedans.

Le 2 septembre, M. Huguier place un second moule. Celui-ci plus solidement appliqué que le premier, paraît devoir mieux maintenir l'os.

On reconnait, du reste, que la partie supérieure et antérieure de cet os, dans un point très-circonscrit, rend, quand on la frappe avec un corps métallique, un son sec. Il se forme un petit séquestre.

Le 10 septembre. Ce séquestre tombe, il a 25 millimètres de longueur et 15 millimètres de largeur.

Depuis cette époque, rien de nouveau ne s'est présenté ; le malade a été aussi bien que possible. Le moule en gutta-percha a très-bien maintenu l'os en place ; le malade a pu se nourrir de potages ; son visage a repris sa forme normale ; les cicatrices laissées par les incisions n'offrent rien de désagréable à l'œil ; la fente palatine est bien cicatrisée.

Au milieu de décembre, on enlève le moule de gutta-percha en s'y prenant à plusieurs fois. Chaque jour on en coupe une petite partie. Le moule enlevé, on constate que le maxillaire n'est plus mobile. Maintenant ce jeune homme est complètement rétabli, et son extérieur annonce un état de santé parfaite.

La sensibilité tactile est complètement revenue dans la portion antérieure et interne du lambeau. Il en est de même pour
e voile du palais, dont la plaie en boutonnière est parfaitement cicatricée.

La mastication, la déglutition, la phonation s'accomplissent
sans aucune gêne par le malade, qui prétend, à cette heure,
entendre beaucoup plus distinctement de l'oreille gauche qu'il
ne le pouvait avant l'opération.

Cette opération que M. Huguier pratiqua le 11
août 1860, fut la première des résections temporaires par la voie maxillaire, aussi eut-elle un très-
grand retentissement, malgré les critiques qui lui
furent adressées dès le principe, critiques relatives
surtout au choix de la voie et au procédé opératoire.
L'événement montra combien ces objections étaient
justes.

L'histoire suivie du malade nous apprend, en
effet, qu'après avoir été présenté comme guéri à
l'Académie de médecine, on constatait, en mai 1861,
que la pièce osseuse replacée n'était pas consolidée
et formait un plateau légèrement mobile, par une
espèce de fausse articulation, entre les parties supérieure et inférieure du maxillaire et de l'apophyse
ptérygoïde, et en janvier 1866, M. Després, qui revoit
le malade, annonce à la Société de chirurgie dans la
séance du 31 janvier 1866, qu'après la guérison du
polype, les dents se sont cariées, le maxillaire
est resté mobile, et que le malade, qui ne peut se
servir de sa mâchoire, est dans de moins bonnes conditions que ceux qui ont un appareil prothétique.

Procédé de M. Dézanneau.

Le procédé que M. Dézanneau, chirurgien de l'Hôtel-Dieu d'Angers, proposa à la Société de Chirurgie, en 1860, a beaucoup d'analogie avec celui de M. Huguier, car il abaisse la voûte palatine d'un côté, en la laissant adhérente au voile du palais, après l'avoir rendue libre en dedans et en haut : on voit que la charnière à changé de place.

Voici la description complète de ce procédé, telle-qu'elle nous a été communiquée par M. Dézanneau, que nous remercions de sa gracieuse obligeance. Nous la ferons suivre des observations de deux opérés de ce chirurgien distingué.

L'opération se compose de quatre temps : le premier consiste dans la division des parties molles ; le deuxième dans la section des os, suivie de l'abaissement et de l'écartement du plateau inférieur du maxillaire ; le troisième dans l'ablation du polype ; le quatrième dans la réunion des parties divisées.

Premier temps. — La lèvre supérieure est divisée verticalement dans toute sa hauteur, depuis son bord libre jusqu'à la partie inférieure et moyenne de l'orifice de la fosse nasale du côté malade, puis l'aile du nez, la lèvre supérieure et la joue, écartées

en haut et en dehors, sont séparées de leurs attaches au maxillaire supérieur, à l'aide du bistouri
et des ciseaux conduits à la surface externe de l'os ;
la coronaire labiale est la seule branche artérielle,
un peu importante qui soit intéressée ; elle est au
besoin comprimée dans le lambeau par les doigts
d'un aide.

Deuxième temps. — La voûte palatine est divisée
d'avant en arrière, près de la ligne médiane, à l'aide
d'une pince de Liston, dont une branche est introduite dans la fosse nasale correspondante, et l'autre
dans la bouche ; le chirurgien divise ainsi à la fois
la muqueuse palatine, la muqueuse du plancher des
fosses nasales, le maxillaire supérieur et la petite
portion de l'os palatin qui lui fait suite ; l'incision
s'arrête en arrière au voile du palais, qu'elle ne
doit intéresser que dans une très-petite étendue.
Le plus souvent, pour permettre le jeu de la pince
de Liston, l'extraction préalable d'une dent est
nécessaire ; c'est en général la 2ᵉ incisive qu'il convient d'enlever. La pince de Liston est ensuite
réappliquée latéralement, une branche dans la fosse
nasale, l'autre à la face externe du maxillaire, et
elle divise l'os d'avant en arrière, achevant ainsi
de séparer le maxillaire supérieur en deux parties,
l'une supérieure attenant à l'orbite et aux os de la
face, l'autre inférieure, qui ne tient plus en arrière

qu'au voile du palais et à l'apophyse ptérgyoïde, si celle-ci n'a pas été divisée complétement par la pince de Liston ; dans ce dernier cas, il suffit d'une pression légère sur le plateau inférieur du maxillaire, pour rompre la lamelle osseuse qui la retient en arrière ; on obtient ainsi une mobilité parfaite de ce plateau ; le sinus maxillaire est par là même divisé en deux parties inégales, et s'il a été rempli et distendu par un prolongement du polype, la voie ouverte pour atteindre ses insertions en devient d'autant plus large et plus facile.

Troisième temps.— Il consiste dans l'ablation du polype ; pendant qu'un aide maintient la bouche du malade aussi largement ouverte que possible et déprime en bas et en dehors le plateau du maxillaire, qui ne tient plus qu'au voile du palais, le chirurgien arrache le polype de ses insertions nasales et pharyngiennes, et, après l'avoir détaché en bloc ou par lambeaux, il détruit autant que possible le périoste dans les points d'implantation ; pour arriver à ce résultat, ainsi que pour arrêter au besoin l'hémorrhagie, il emploie, suivant les indications, les caustiques, le fer rouge ou le cautère galvanique ; puis, quand après des irrigations répétées à l'eau froide pour nettoyer les cavités nasales et pharyngiennes, il a pu s'assurer que le polype est entièrement détruit et que l'hémorrhagie n'est plus à craindre, il procède au quatrième temps, c'est-à-dire à la réunion des parties osseuses et des parties molles.

Quatrième temps. — Le maxillaire, parfaitement nettoyé des caillots sanguins et des débris de polype, est remis en place et fixé à l'os du côté opposé, au moyen d'un simple fil d'argent qui embrasse les deux dents les plus voisines, et dont on tend ensuite les deux bouts ensemble ; le voile du palais suffit pour maintenir en arrière le contact entre les surfaces osseuses, et d'autre part, les parties molles de la joue qui ne tardent pas à s'enflammer, tendent, par la compression qu'elles exercent, à maintenir les deux maxillaires rapprochés sur la ligne médiane. Si les dents faisaient défaut en avant, un point de suture osseuse serait nécessaire. Quant à la division de la lèvre supérieure, 3 ou 4 points de suture avec des épingles suffisent pour obtenir une réunion parfaite.

OBSERVATION I. — Jeune homme de 28 ans, atteint depuis trois ans d'un énorme polype naso-pharyngien ; la fosse nasale gauche, le sinus maxillaire et le sinus frontal sont remplis par des prolongements du polype ; la déglutition et la respiration sont extrêmement gênées, et le malade est épuisé par des hémorrhagies fréquentes. L'abaissement du plateau inférieur du maxillaire donne une large ouverture qui permet d'extraire en vingt minutes un polype fibreux pesant plus de 300 grammes ; pas d'hémorrhagie malgré les insertions multiples au fond du pharynx ; rugination et cautérisation au fer rouge des surfaces d'implantation ; le maxillaire est ensuite remis en place et maintenu par un fil d'argent qui embrasse la canine d'un côté et la première incisive du côté opposé. Pas

Goguel.   4

d'accidents consécutifs ; la réunion de la plaie a lieu par première intention ; au bout d'un mois le maxillaire est assez solide pour permettre la mastication ; quinze jours plus tard, la consolidation est complète, et l'on ne se douterait pas de l'opération qu'a subie le malade. Un an s'écoule et la guérison semble parfaite, puis il y a récidive du polype dans le pharynx ; le malade ne consulte de nouveau que six mois plus tard, quand le polype a acquis un volume égal à celui du poing. Nouvelle opération semblable à la première ; la moitié de la voûte palatine détachée une seconde fois, puis remise en place, ne se soude solidement qu'au bout de deux mois ; la mastication redevient facile. Un an se passe encore sans récidive, puis des accidents cérébraux se développent, accompagnés de paralysie incomplète de la moitié droite du corps ; les fosses nasales et le pharynx présentent un nouveau développement du polype, et le malade succombe dans un état comateux sans avoir subi d'opérations nouvelles. L'autopsie n'a pu être faite.

OBSERVATION II. — Femme de 32 ans, atteinte d'une tumeur fibro-plastique du sinus maxillaire du côté gauche ; une partie de cette tumeur occupe la fosse nasale correspondante. L'abaissement du maxillaire, fait suivant les règles indiquées, rend le reste de l'opération extrèmement facile ; la tumeur, adhérente à presque toute la cavité du sinus, est détachée en une seule masse ; la paroi osseuse dénudée dans toute son étendue ne parait pas d'ailleurs dégénérée. Le maxillaire, maintenu par un fil d'argent tordu autour des deux canines, reste mobile pendant deux mois ; mais il contracte aussi des adhérences osseuses solides, et la mastication peut se faire complètement et sans douleur. Pas d'accidents après l'opération. Six mois se passent sans complication, puis la joue devient malade, ainsi que la voûte palatine, et une dégénérescence cancéreuse ne tarde pas à se développer dans cette région, en même temps que du côté des ganglions sous-maxillaires. Une nouvelle opération semble absolument contre-indiquée. La tumeur acquiert en deux mois un développement énorme et s'ulcère en plusieurs points, puis la malade succombe en vingt-quatre heures à une méningite aiguë. A l'autopsie, on trouve une tumeur cancéreuse développée dans le sinus sphénoïdal, et faisant saillie dans la cavité crânienne.

L'opération de M. Dézanneau a été répétée par M. Dolbeau, qui déclare qu'elle lui a donné très-peu de jour, et qu'il eût été fort gêné si la masse à extirper avait été plus considérable, et surtout si l'implantation avait été à la base du crâne.

Nous ne relaterons pas en détail, l'opération pratiquée par M. Dolbeau, mais nous en citerons quelques points ayant directement trait à notre sujet, afin d'en extraire ce qui nous y intéresse le plus.

L'opération préliminaire a été exécutée, le malade étant soumis au chloroforme, puis, revenu à lui, on l'a fait asseoir sur une chaise, et on a terminé sans continuer l'anesthésie. L'ensemble des manœuvres a duré une demi-heure, le malade a perdu peu de sang. Aucun vaisseau, sauf la labiale, n'a été sectionné ; une seule ligature a été placée. La voûte palatine a été réunie et fixée à sa place au moyen de fils métalliques, puis on fait la suture des lèvres.— Dans la journée qui suit l'opération, le malade va très-bien, le troisième jour la lèvre est soudée, les fils sont enlevés, il n'y a pas d'hémorrhagie ; le malade est assez bien pour écrire une lettre. Le cinquième jour, l'opéré s'affaiblit tout à coup et succombe sans présenter aucun phénomène saillant.

L'autopsie est faite le sixième jour de l'opération, la lèvre supérieure est soudée, la voûte palatine est agglutinée mais toujours mobile ; le seul fait digne de remarque et qui nous fournira un argument contre la méthode maxillaire inférieure en général, c'est l'amincissement des parois des sinus frontaux et ethmoïdaux, lesquels sont distendus par des masses polypeuses d'un blanc rosé, semblable à celles qui ont été extraites par l'opération.

Quant au polype opére, il avait donné lieu à une erreur de diagnostic, car on avait songé à un polype naso-pharyngien, tandis qu'on avait affaire à des polypes fibro-muqueux. Seul M. Trélat en admettant l'existence d'un polype fibro-pharyngien, croyait à l'existence simultanée de polypes des fosses nasales.

APPRÉCIATION DE LA VOIE MAXILLAIRE INFÉRIEURE ET DES PROCÉDÉS QUI S'Y RATTACHENT.

Les différents procédés dont on a fait usage par la voie maxillaire inférieure sont nés du désir d'agrandir l'ouverture naturelle de la bouche. Déjà la section médiane du voile du palais pratiquée par Manne, avait agrandi le champ d'action buccal ; la boutonnière palatine de Nélaton augmenta encore la voie qui mène sur la partie postérieure des narines et sur les arrière-narines. Malgré cet agrandissement du champ opératoire, celui-ci fut trouvé insuffisant pour les tumeurs volumineuses, pour les polypes naso-pharyngiens à digitations

multiples, et l'on songea à abaisser la moitié inférieure du maxillaire afin de pouvoir aborder directement les fosses nasales et le sinus maxillaire,
ainsi que la sphéno-maxillaire dans le cas où elle
serait devenue le siége des prolongements de ce
parasite envahissant qui tend à s'insinuer partout.
Au premier abord, il semble que les deux procédés
qui se rattachent à la voie maxil. inf., doivent jeter
un jour inespéré sur les régions qu'il s'agit d'atteindre, et en effet, les sections de MM. Huguier et
Dézanneau découvrent largement les cavités dont
on doit extraire les néoplasmes, aussi, n'est-ce pas
là le reproche qu'on peut leur adresser.

Nous avons dit qu'un procédé ne nous semblait
bon que s'il permettait d'atteindre les différents
points d'implantation de la tumeur ; or, il est facile
de constater sur le cadavre que la région ethmoïdale
échappe presque complètement à l'action des instruments ; aussi ne sommes-nous pas étonné de
recueillir dans l'observation de M. Dolbeau, l'aveu,
qu'à l'autopsie, on constata que les sinus ethmoïdaux et frontaux étaient remplis et distendus par
des masses polypeuses, d'un blanc rosé, semblables
à celles qui avaient été extraites pendant l'opération.

La voie maxillaire infér. est encore passible d'une
sérieuse critique relative à la direction que l'on est
obligé de donner aux instruments qui attaquent le

polype. Nous avons vu, en parlant de la voie nasale, combien il était facile, en faisant suivre aux différents instruments la paroi supér. des fosses nasales qui se continue directement avec la face inférieure de l'apophyse basilaire et avec les parties attenantes de la base du crâne, d'atteindre le pédicule des polypes naso-pharyngiens dont l'insertion se fait toujours à ce niveau. Qu'il s'agisse d'une chaîne d'écraseur, d'une anse galvano-caustique ou de rugines destinées à enlever les dernières attaches du polype au trousseau fibreux qui revêt l'apophyse basilaire, le chemin est direct et mène directement au pédicule qu'il est facile de contourner et de détruire.

Ici, au contraire, on ne peut aborder le polype qu'en cheminant perpendiculairement à sa surface d'implantation, c'est-à-dire dans les moins bonnes conditions de destruction.

Enfin, il est incontestable qu'il y a un très-grand inconvénient à replier dans la bouche la partie déplacée qui gène la respiration et les mouvements de déglutition, inconvénient d'autant plus grave que le sang qui s'écoule de toute part et remplit la bouche et le pharynx, peut faire courir au malade les plus grands risques de suffocation.

Au point de vue de la nutrition des parties déplacées, les deux procédés qui nous occupent remplissent très-mal les conditions requises pour faire une résection temporaire, avec le plus de chance de succès ; car, en dépouillant l'os à réséquer des parties molles et en ne lui laissant, pour assurer sa vitalité, que la muqueuse palatine, on doit s'attendre à la nécrose, à laquelle s'opposent les tissus ambiants qui garantissent une nutrition moins aléatoire lorsqu'on a soin de les laisser adhérents au lambeau osseux. — Néanmoins les faits cliniques sont là pour prouver que la réunion peut se faire, sans aucune nécrose, et le succès opératoire complet, obtenu chez les deux malades de M. Dézanneau, en est un exemple probant.

L'extraction facile et rapide (puisqu'elle n'a nécessité que 20 minutes), d'un polype pesant plus de 300 grammes, c'est-à-dire d'une des plus grosses masses polypeuses extraite en une seule séance, démontre jusqu'à l'évidence que le procédé par abaissement du plateau inférieur du maxillaire n'est pas passible du reproche qu'on lui a adressé de frayer une voie trop étroite. D'autre part, la rapidité de la consolidation, qui, au bout d'un mois, était assez avancée pour permettre la mastication, prouve que les craintes de nécrose que l'on pourrait concevoir n'ont pas été justifiées. Néanmoins nous ne pouvons nous empêcher de faire quelques réserves, qui nous ont été suggérées par nos recherches cadavériques.

Nous croyons devoir critiquer le mode de section osseuse, employée par M. Dézanneau. La pince de Liston ou des cisailles quelconques peuvent sans doute produire une section nette et franche, lorsqu'on les applique sur des os durs et résistants, ou même sur des os creusés de cavités, lorsque celles-ci ont des parois épaisses ; mais il n'en va pas de même lorsqu'on se propose de diviser le maxillaire en deux parties, par une section faite suivant un plan transversal qui porte sur le sinus maxillaire. Les deux branches de la pince sont en contact, l'une avec la paroi externe, l'autre avec la paroi interne de l'antre d'Highmore et leur rapprochement détermine toujours dans ces parois minces et fragiles, au lieu d'une section linéaire bien nette, des fêlures et des esquilles. Voilà du moins ce que nous avons observé, chaque fois que nous avons répété cette opération sur le cadavre. Nous nous sommes servi de cisailles variées, et nous avons employé pour la section, tantôt le choc brusque, tantôt la pression continue : le résultat est resté identique, et toujours nous avons constaté des éclats et des enfoncements des parois dans la cavité.

Ce sont là de mauvaises conditions pour la réunion osseuse immédiate ; les esquilles produites par la pince devant souvent devenir séquestres, entraîner de la suppuration et donner lieu ainsi, par suite des décollements que celle-ci entraîne dans le périoste, à des nécroses étendues qui pourraient sérieusement compromettre le résultat définitif de l'opération. Quel que soit le succès obtenu par M. Dézanneau, il nous semble prudent de ne pas ajouter aux chances de nécrose dues à la nutrition à peine suffisante et très-aléatoire du lambeau, celles très-réelles que nous venons de signaler, et qui peuvent être évitées pour la substitution de la scie à la cisaille.

La coaptation de la partie déplacée est extrêmement difficile à obtenir dans le procédé de M. Huguier, ce qui tient à plusieurs causes. M. Huguier ne fit pas de suture osseuse, et il se contenta de relier, au moyen d'un fil métallique, la dent la plus interne du lambeau déplacé avec la dent la plus interne du maxillaire laissé en place.

Or, la charnière se trouvant immédiatement entre les deux extrémités de cette anse métallique, on comprend très-bien pourquoi cette ligature fut d'un si faible secours. Dans le procédé de M. Dézanneau, au contraire, bien que les deux dents soient réunies de la même manière, le lambeau reste parfaitement appliqué, ce qu'il est facile de comprendre, la ligature placée aussi loin que possible de la charnière supportant aisément le poids du lambeau.

Pour la même raison le plateau maxillaire n'a dans ce dernier procédé, aucune tendance à se porter en dedans et en bas, sous l'influence de la pression qu'exerce le gonflement des parties molles; or, cette tendance est manifeste dans la méthode de M. Huguier, qui eut à lutter pendant plus d'un an contre la chute incessamment menaçante du maxillaire. Si donc, pour des raisons spéciales le chirurgien voulait avoir recours à la voie maxillaire inf., nous ne comprendrions pas qu'il hésitât entre l'opération de M. Dézanneau qui a donnné deux succès, et celle de M. Huguier, absolument condamnée par l'expérience.

En terminant ce qui a trait à la voie maxil. infér., nous transcrirons sans nous y arrêter et uniquement pour être aussi complet que possible une observation de résection temporaire par abaissement d'une très-grande portion du maxillaire, l'absence de détails précis ne permettant pas d'en faire une critique sérieuse. Puis nous dirons quelques mots des essais que nous avons faits sur le cadavre pour abaisser temporairement la voûte palatine. — Voici une observation très-écourtée que nous trouvons dans le *Boston med. and. chir. journal* du 8 avril 1869.

Polype naso-pharyngien dans la narine droite, visible par la bouche, dur, ferme, non saignant. — Le docteur Watermann pratique une incision verticale de la racine du nez à la lèvre supérieure. Dissection. Le maxillaire est scié juste sous l'orbite de son bord externe à la fosse nasale. Division de la suture médio-palatine avec une cisaille. Le fragment est déprimé en brisant ses attaches avec l'os palatin. Par l'écartement, le polype est enlevé, ses lobes sphénoïdaux et nasaux sont arrachés et les points d'attache cautérisés avec le persulfate de fer. Maxillaire remis en place et fixé par un fil d'argent placé sur les incisives de chaque côté de la section. Bouchon entre les molaires ; bandages sous la mâchoire. Le onzième jour, érysipèle qui dure quinze jours. Les ligatures sont enlevées, trente-quatre jours après l'opération, et quarante-quatre jours après l'opération le malade quitte l'hôpital, pouvant manger de la viande.

Quant à la résection temporaire de la voûte palatine, voici comment nous procédons :

Une incision divise d'arrière en avant et sur la ligne médiane la luette et le voile du palais; puis, arrivée au niveau du bord postérieur de la voûte osseuse, elle se dévie légèrement à droite ou à gauche et continue à cheminer parallèlement à la ligne médiane, mais à deux ou trois millimètres en dehors d'elle. Arrivée vers le milieu de la voûte palatine, l'incision se bifurque en deux incisions latérales un peu obliques de dedans en dehors et d'avant en arrière. Puis, sans disséquer la muqueuse pour en former deux lambeaux, comme dans la résection définitive de Nélaton, nous sectionnons la partie osseuse de la voûte avec une scie à molette, avec les précautions suivantes :

La scie introduite dans l'incision antéro-post. n'est pas maintenue dans le plan médian, mais on l'incline fortement de côté, de manière à couper en biseau la voûte palatine et le vomer, puis la scie, portée dans les incisions latérales, sectionne l'os perpendiculairement à sa surface. Les sections osseuses terminées, on y introduit le bout d'un bistouri, avec lequel on sectionne la muqueuse nasale dans toute son étendue.

Il ne reste plus qu'à abaisser dans la bouche les deux lambeaux ostéo-muqueux. On y arrive au moyen d'un ciseau large, mais très-peu épais, qu'on glisse dans l'incision antéro-postérieure. Il faut chercher à produire une charnière aussi externe que possible en brisant les lamelles osseuses, aussi près que faire se peut des arcades dentaires.

On obtient ainsi une porte à double battant, donnant accès vers l'apophyse basilaire ; chacune de ces lamelles étant tapissée par deux feuillets muqueux, l'un supérieur, l'autre inférieur se trouvent dans de très-bonnes conditions de réunion rapide et complète. L'opération terminée, il est très-facile de maintenir fermée la boutonnière palatine, au moyen d'une espèce de voûte en gutta-percha qu'on a eu soin de mouler sur place avant l'opération.

VOIE MAXILLAIRE SUPÉRIEURE.

Les procédés de résection temporaire par la voie maxillaire supérieure sont au nombre de deux. Ils consistent à s'ouvrir une voie en enlevant, sous forme de lame plus ou moins carrée, la paroi anté-rieure du sinus maxillaire.

Procédé de M. Langenbeck

Voici le procédé que M. Langenbeck employa le 1er juillet 1861.

Une première incision part de la base de l'aile du nez et se dirige horizontalement en dehors jusqu'au milieu de l'arcade zygomatique ; là, elle est rejointe à angle obtus par une seconde incision qui part du sac lacrymal et longe le rebord orbitaire inférieur. Ce lambeau cutané n'est pas disséqué de l'os, mais l'opérateur sépare le masséter de l'apophyse zygo-matique, passe entre la tumeur et la tubérosité maxillaire dans la fosse ptérygo-palatine, traverse le trou nasal avec un corps mousse et pénètre dans le pharynx. La tumeur en dilatant les os a frayé la voie. Une petite scie à guichet est introduite par là et coupe horizontalement le maxillaire supérieur, d'arrière en avant, dans le sens de l'incision cutanée inférieure. L'index de la main gauche, introduit dans le pharynx, surveille la pointe de la scie. Puis on coupe successivement l'arcade zygomatique, l'apophyse frontale de l'os ma'aire et le plancher de l'orbite. Les seules parties qui ne sont pas divisées sont l'apophyse montante et l'os unguis, ainsi que la peau qui les recouvre et qui alimente la portion du maxillaire. La voûte palatine et l'arcade dentaire restent intactes. La portion réséquée est soulévée avec une spatule et se meut comme un couvercle de tabatière dans la charnière formée par l'apophyse montante. La fosse ptérygo-maxillaire et le pharynx sont très-accessibles, et l'on extirpe le polype. Le maxillaire est alors replacé, mais il a tendance à se relever vers le nez; il faut le maintenir par un bandage compressif. Des points de suture unissent les parties molles, et en quinze jours, la guérison est à peu près complète. Cette opération fut exécutée sur un garçon de 15 ans, affecté depuis deux ans d'une tumeur fibreuse, qui proéminait dans la fosse sphéno-maxillaire et temporale, et d'autre part, dans la partie postérieure de la fosse nasale gauche. M. Langenbeck diagnostiqua un fibroïde de la fente ptérygo-palatine développé en dehors vers la tempe, en dedans à travers le trou sphéno-palatin et englobant la partie postérieure du maxillaire. Cette opération a été répétée deux fois par M. Simon de Rostock.

La première fois, il s'agissait d'un fibrôme caverneux remplissant les cavités pharyngiennes nasale, maxillaire et orbitaire. L'apophyse montante se brisa complètement et fut enlevée, et néanmoins la guérison se fit aussi rapidement que si rien n'était arrivé. L'extirpation de la tumeur se fit même plus facilement, parce que le lambeau ostéo-cutané se laissa replier plus complètement sur le nez. En sciant le plancher de l'orbite, M. Simon conduisit la scie un peu différemment de Langenbeck, car, au lieu de sectionner le plancher de l'orbite depuis la fente sphéno-maxillaire jusqu'à l'unguis en endommageant les conduits lacrymaux, il scia depuis la fente sphéno-maxillaire vers l'angle interne de la paroi de l'orbite, en séparant celle-ci du sac lacrymal, au-devant duquel la section fut conduite jusqu'à l'os propre du nez. Il obtint ainsi une union plus grêle avec les autres os de la face, ce qui n'a pas d'importance, et il ménagea les voies lacrymales, ce qui est un progrès très-réel. Du reste, M. Simon ne fit que suivre les conseils de Langenbeck qui, dans ses opérations ultérieures, avait déjà imaginé la modification dont nous venons de parler.

La seconde opération de M. Simon fut faite pour un cancroïde qui avait débuté dans l'arrière-cavité des fosses nasales et avait envahi les cavités voisines. Cette fois encore, le canal nasal fut épargné dans les sections osseuses, c'est-à-dire que l'on coupa l'apophyse nasale du maxillaire jusqu'à l'os du nez, en passant au-devant du canal nasal et en respectant l'unguis. Un fragment du pédicule osseux qui unissait le lambeau à l'os dunez se détacha, et comme dans le premier cas, facilita par sa chute l'écartement du lambeau.

Le professeur Esmarch de Kiel pratiqua, le 29 juin 1862, l'opération suivante : une profonde incision cutanée en forme d'arc, fut conduite depuis le bord de l'aile droite du nez, jusqu'à l'apophyse zygomatique ; les parties molles furent divisées jusqu'à l'os, le muscle masséter fut détaché de son insertion.

La partie de l'incision faite sous l'os malaire et derrière la tubérosité maxillaire était très-profonde ; déjà à ce niveau on aperçut un lobe de la tumeur ; il était entouré d'un réseau abondant de vaisseaux très-dilatés et qui, vu leur situation profonde, ne purent être atteints. En vain on s'efforça de faire passer une aiguille autour de la tubérosité maxillaire, à travers le trou sphéno-palatin dilaté et de la faire pénétrer dans les fosses nasales afin de pouvoir terminer facilement la section avec la scie à chaîne. Il fallut faire cette section avec la scie à guichet. Pendant qu'on sciait, il s'écoula déjà un liquide purulent de l'antre d'Highmore. Une seconde incision fut conduite à travers les parties molles, le long du rebord orbitaire inférieur jusqu'à l'angle interne de l'œil. Ici encore le couteau fut porté di-

rectement jusqu'aux os. La scie à chaîne fut passée
à travers la fente sphéno-maxillaire, et avec la scie
à guichet on scia le plancher de l'orbite, l'os lacrymal, l'apophyse montante jusqu'à l'os propre du
nez. Puis on put placer un élévatoire sous l'os malaire et luxer le maxillaire supérieur. En raison de
la minceur de l'os, on ne put éviter une rupture au
niveau de l'union de l'os malaire avec le maxillaire.
Cependant les deux fragments restèrent réunis par
les parties molles. L'ablation de la tumeur fut très-
laborieuse, et l'hémorrhagie très-abondante. Le
lambeau fut remis en place; la fracture entre l'os
malaire et le maxillaire supérieur se maintint
bien, et on n'observa pas, comme dans le cas de Langenbeck, un mouvement de ressort et une saillie,
difficile à maintenir de ces deux os. La plaie fut
réunie avec de nombreux points de suture de soie
et quelques épingles, puis on la recouvrit d'une
compresse mouillée. Le 2 août, la plaie était presque fermée, et le 25 août les os furent trouves soli-
difiés.

Procédé de M. E. Bœckel.

M. E. Bœckel eut l'occasion de pratiquer, le 25
mars 1872, une résection temporaire qui diffère du
procédé de Langenbeck par le déplacement de la
charnière qui est reportée en dehors. Nous repro-
duisons ici l'observation complète et très-intéres-
sante de ce cas.

Observation *de résection temporaire de la paroi antérieure du sinus maxillaire.* — Blaise Voisin, de Sainte-Croix-aux-Murs, cultivateur, âgé de 49 ans, d'une constitution assez chétive, entre à la clinique de M. E. Bœckel le 22 mars 1872. Il raconte qu'il y a deux mois il a été pris d'un enchifrènement, accompagné d'une forte céphalalgie et d'irradiations douloureuses dans les oreilles. Il y a trois semaines environ, le nez s'est complètement bouché, et il s'en écoule de emps en temps une matière puriforme, striée de sang. La voix est complètement nasonnée.

En examinant le nez, qui ne présente aucune déformation extérieure, on constate que le fond de la fosse nasale gauche est occupé par une tumeur ferme, d'apparence rosée, qui ne se laisse ni refouler ni contourner par une sonde. La fosse nasale droite laisse passer librement la sonde, quoiqu'elle soit imperméable à l'air expiré.

Le voile du palais est fortement refoulé en avant, et sous la moitié droite de son bord libre, on voit apparaître une masse grisâtre. Avec le doigt, on parvient à passer entre la tumeur et le voile, mais il est impossible, même avec une sonde, de pénétrer entre la paroi postérieure du pharynx et la tumeur. Celle-ci remplit complètement le haut de cette cavité et s'y trouve enclavée ; toutes ces explorations n'ont causé qu'une hémorrhagie insignifiante, quoiqu'elles aient détaché un fragment assez notable de la tumeur. D'après un examen microscopique ultérieur, c'est un sarcome à petites cellules rondes.

Le malade a l'ouïe très-dure, surtout du côté gauche où il n'entend la montre qu'au contact de l'oreille. A droite, il en perçoit le tic tac à 10 centimètres. Les deux tympans sont intacts, point d'écoulement du conduit auditif. C'est évidemment l'obstruction des trompes par la tumeur qui est cause de la surdité.

L'état général du malade n'est pas très-favorable ; il est amaigri, anémique, a perdu l'appétit ; il raconte qu'il a toussé pendant deux mois cet hiver, mais que la toux a à peu près disparu dans ces derniers jours. A l'examen de la poitrine, on ne constate aucune lésion positive du poumon, mais une faiblesse générale du bruit respiratoire. Aucun ganglion lymphatique n'est malade. Dans une conférence clinique, M. Bœckel établit la nature et les points d'implantation probables de ce polype naso-pharyngien et discute les procédés opératoires au moyen desquels on pourrait le détruire.

Goguel.   5

Il fait remarquer d'abord que le polype de ce malade n'a aucune tendance à saigner, tandis que la plupart des polypes fibreux fournissent des hémorrhagies abondantes au moindre attouchement, ce qui complique beaucoup les opérations. Ces polypes fibreux se rencontrent surtout chez les jeunes gens et récidivent avec persistance sur place, mais seulement sur place tant qu'on n'a pas extirpé leur racine ; mais ils ne se développent plus guère dans l'âge adulte, comme M. Legouest l'a fait remarquer avec raison.

Ici nous avons affaire à un homme d'un certain âge, ce qui constitue déjà une présomption contre la nature fibreuse du produit. D'un autre côté, le microscope a démontré qu'il s'agit d'un sarcôme à petites cellules, c'est-à-dire d'un néoplasme susceptible de récidiver sur place et de se généraliser par voie lymphatique ou veineuse.

M. Bœckel avoue même qu'en présence de la toux et de l'amaigrissement du malade, non justifié par des hémorrhagies répétées, il a craint un instant que la tumeur du pharynx eût déjà provoqué des noyaux secondaires dans le poumon. L'absence de signes locaux le font passer outre ; mais l'histoire ultérieure du malade montre que ce fut probablement un tort.

Quant au point d'implantation de la tumeur, il est difficile de le préciser. Les tumeurs vraiment fibreuses naissent ordinairement d'une partie quelconque de la base du crâne ; pour les sarcômes, le point de départ est très-variable. L'impossibilité de passer avec le doigt ou un instrument entre la tumeur et la paroi postérieure du pharynx peut faire supposer qu'elle naît de ce point, quoiqu'un simple enclavement puisse produire ce signe. La surdité, si prononcée à gauche, la pénétration de la masse dans la fosse nasale gauche, indiquent que la racine du mal doit se trouver aux environs de la trompe d'Eustache.

Laquelle des nombreuses méthodes d'extirpation préconisées contre ces tumeurs faut-il choisir ? Peut-on l'enlever par les voies naturelles ou faut-il, au moyen d'une opération préalable, se créer une voie artificielle, nasale, palatine ou maxillaire ?

En raison de l'affaiblissement du sujet et du peu de danger de l'opération par les voies naturelles, M. Bœckel aurait préféré cette méthode, d'autant plus qu'il en a déjà obtenu de bons résultats, grâce à la galvanocaustie.

Mais la nature même de la tumeur et l'impossibilité d'arriver à son pédicule, indiquent impérieusement une opération sanglante préalable. Après avoir passé rapidement en revue les différentes méthodes employées jusqu'à présent, M. Bœckel décrit un procédé nouveau de résection temporaire du maxillaire supérieur, qu'il a étudié sur le cadavre il y a plusieurs années, sans avoir eu l'occasion de l'appliquer jusqu'à présent sur le vivant. Le procédé a été publié dans la 4° édition du traité de médecine opératoire de M. Sédillot, et il convient tout particulièrement, parce qu'il ouvre une voie large et directe vers la paroi postérieure du pharynx, point d'implantation probable de la tumeur, sans cependant causer de délabrement permanent dans le squelette de la face.

Le 25 mars 1872, l'opération est pratiquée d'après le plan préconçu.

Le malade étant anesthésié, on taille dans la joue gauche un lambeau quadrilatère à angles arrondis (pour faciliter la réunion ultérieure) et à base externe. Une première incision, allant jusqu'à l'os, s'étend de l'os malaire, le long du rebord orbitaire inférieur jusqu'au sac lacrymal, de là elle se recourbe directement en bas en longeant la narine. Du bord inférieur de cette dernière, une troisième incision marche horizontalement en dehors jusqu'au masséter. L'artère faciale est immédiatement liée, quelques artérioles sont aplaties au moyen de pinces presse-artères. On détache alors la narine de l'ouverture pyriforme et, avec une scie à guichet (de Larrey), introduite à plat sur le plancher du nez, on divise le maxillaire dans le sens de l'incision horizontale inférieure. La scie est alors reportée vers la partie supérieure de l'ouverture pyriforme et marche dans la direction des incisions cutanées, d'abord vers le sac lacrymal, puis, *à travers le plancher de l'orbite*, à 1 centim. à peu près du rebord, on a soin de s'arrêter au niveau du canal sous-orbitaire pour ne pas provoquer d'hémorrhagie prématurée. Il s'agit maintenant de diviser d'une façon sous-cutanée la jonction de l'os malaire avec le maxillaire, car elle est trop résistante pour se laisser briser. On y parvient au moyen de la scie à chaîne conduite avec l'aiguille de Heyfelder. Celle-ci est engagée dans la fente sphéno-maxillaire à l'extrémité interne de l'incision supérieure et ressort dans l'incision inférieure. En tenant la scie à chaîne bien tendue en ligne droite, on peut diviser l'os malaire de dedans en dehors sans attaquer les parties molles qui le recouvrent et qui forment le pédicule du lambeau. Pour plus de sûreté, il suffit de laisser subsister une petite lamelle osseuse, qui se brisera plus tard sans difficulté.

D'un coup de ciseau, on achève de diviser la portion du plancher de l'orbite qui est parcourue par l'artère sous-orbitaire, puis, se servant de l'instrument comme d'un levier, on relève sans peine le lambeau ostéo-cutané, qui comprend la face antérieure de l'antre d'Highmore avec tout le cornet inférieur, mais qui laisse intact le cornet des fosses nasales et celui de l'orbite.

Toute cette partie de l'opération, qui est plus longue à décrire qu'à exécuter si l'on est bien outillé et pénétré de différentes manœuvres, se passe sans hémorrhagie notable, puisqu'on peut lier les vaisseaux au fur et à mesure de leur ouverture.

M. Bœckel arrache alors rapidement le prolongement nasal de la tumeur et élargit l'ouverture postérieure des fosses nasales en détruisant le cornet moyen, la partie postérieure de la cloison et en entamant l'apophyse ptérygoïde. A ce moment, la masse principale du polype peut être saisie avec de fortes pinces, mais elle se fragmente et n'est amenée que successivement au dehors. On voit alors librement la paroi postérieure du pharynx, l'orifice de la trompe gauche, la face supérieure du voile du palais, et l'on constate que le néoplasme était implanté sur le pharynx, entre la trompe et la ligne médiaire, comme on l'avait supposé.

Trois olives chauffées au rouge sont successivement éteintes sur cette place, après que l'entrée de la plaie a été protégée au moyen d'une bandelette de carton mouillé, roulée en tube.

Comme l'artère sous-orbitaire fournit encore un peu de sang, on y applique un bourdonnet imprégné de perchlorure et fixé à un fil que l'on fait ressortir par la narine ; puis le lambeau ostéo-cutané est réappliqué en place, où il est retenu par des points de suture. Le malade a été maintenu dans l'anesthésie pendant toute la durée de l'opération, qui a pris une heure un quart. Injection de morphine dans la journée; compresses fraiches dans la journée.

Le 27 mars, surlendemain de l'opération, il se déclare sur la paupière inférieure gauche un érysipèle qui envahit successivement toute la tête et désunit en partie les bords du lambeau. Il n'y a que la partie verticale de l'incision, le long du nez qui se soude par première intention et maintient le lambeau en place.

La suppuration dans le nez est très-abondante et très-fétide, cependant la température ne dépasse jamais 39 degrés le soir. On fait toutes les trois heures et même plus souvent, pendant quelques jours, des injections nasales avec une forte solution d'hyposulfite de soude additionné d'alcool phéniqué. A l'intérieur l'opéré prend du sulfate de quinine à la dose de 1 gramme par jour; on le nourrit avec du lait et des bouillies, et on lui donne du vin de Malaga en raison d'un certain degré d'affaissement.

Dès le 28 mars, il faut ouvrir un abcès dans la paupière supérieure gauche.

Le 2 avril, on en perce un autre à la base du front, entre les deux sourcils. Le malade se plaint d'un léger point de côté à droite.

A partir du 4 avril, l'érysipèle disparaît, la température du matin tombe à 37 degrés et ne dépasse plus ce point; celle du soir varie entre 38°2 et 38°8. On continue le sulfate de quinine à la dose de 0 gr. 60.

L'incision supérieure le long de la paupière est assez largement déhiscente et donne issue à une suppuration abondante, un peu fétide; par contre, l'incision verticale a pris, et l'inférieure est en train de se fermer par granulation.

La portion d'os détachée avec le lambeau est encore très-mobile et a de la tendance à se porter au dehors ; on la maintient avec une bandelette de sparadrap.

Le 9 avril se déclare une pleurésie, et le 28 avril, le malade succombe.

A l'autopsie, on trouve à droite un épanchement de deux litres, trouble et brunâtre; des masses sarcomateuses occupent les lobes inférieurs du poumon droit, et à gauche des noyaux sarcomateux sont disséminés dans le poumon.

Quelques points ramollis à la surface se sont ouverts dans la plèvre et ont sans doute provoqué l'inflammation de la séreuse.

En examinant la partie opérée, on reconnaît que le lambeau cutané est solidement fixé par son bout interne et inférieur. Le bout supérieur est encore entr'ouvert et montre un écartement d'un demi-centimètre à peu près.

La portion osseuse comprise dans le lambeau n'est encore soudée nulle part; son angle supérieur et interne, du côté de l'os malaire, paraît en voie de nécrose; sa face postérieure est recouverte par la muqueuse de l'antre d'Highmore fortement vascularisée.

Sur la paroi postérieure du pharynx, au-dessous et en dedans de la trompe d'Eustache, existent deux petits mamelons
gros comme des pois; ce sont peut-être des restes du pédicule
de la tumeur ou un commencement de repullulation.

En somme on a affaire à un sarcôme giganto-cellulaire.

M. le professeur Trélat a pratiqué la résection
suivant le procédé de Langenbeck, modifié par Bœckel. Voici l'observation que M. Trélat a bien voulu
nous communiquer :

OBSERVATION *de résection temporaire de la paroi antérieure
du sinus maxillaire pour ablation de polype naso-pharyngien.* —
Bonnier (Isaac), 17 ans, jeune campagnard, d'apparence vigou-
reuse, entre à la Charité le 23 avril 1872, pour se faire opérer
d'une tumeur de la narine droite incomplètement enlevée par
un chirurgien de province. Le début du mal qui l'amène à
Paris remonte à un an. Au mois de mars 1871, il constate pour
la première fois une certaine gène dans la respiration nasale du
côté droit et l'attribue à un simple rhume de cerveau. Cet em-
barras persiste, et il s'y joint bientôt de violentes douleurs
névralgiques s'étendant à tout le côté droit de la tète. Au mois
d'octobre de la même année, une saillie blanchàtre devient
apparente dans la narine droite ; un médecin consulté parle
de polype du nez, mais ne fait aucune tentative d'extraction.
Le mois suivant, pour la première fois, apparait, par la narine
droite, une épistaxis abondante, spontanée, mais qui s'arrète
d'elle-même. Les jours suivants la respiration est moins gènée
et la tumeur intra-nasalé cesse d'être visible. L'amélioration
n'est que passagère, car, au bout de six semaines, le polype fait
de nouveau saillie dans la narine et met obstacle à là respiration. Le malade inquiet se décide à partir pour la ville voisine
(Chateau-Thierry), pour consulter un chirurgien (décembre
1871). Celui-ci fait séance tenante une tentative d'extirpation ;
il arrache avec des pinces un lambeau de la tumeur, mais une
hémorrhagie abondante se déclarant aussitôt, l'on cesse toute
manœuvre. Aucun soulagement. Le malade refuse d'entrer à
l'hôpital. De décembre 71 à février 72, la tumeur fait des progrès assez rapides, elle vient à déborder l'orifice de la narine ;
les douleurs du début reparaissent et reviennent par inter-

valles inégaux. Entré l'hôpital de Château-Thierry (février et mars), l'on pratique, au moyen du serre-nœud de Maisonneuve, la section de la partie saillante du polype, puis le tamponnement de la fosse nasale, nécessité par l'hémorrhagie abondante qui se produisit aussitôt. Vers la fin de mars, de nouvelles tentatives d'extirpation furent pratiquées ; il ne fut pas possible d'appliquer le serre-nœud, et l'on se contenta d'arracher avec des pinces des fragments de la tumeur. Impatienté, le malade vient à Paris demander une opération plus radicale.

Etat actuel. — 23 avril 1872. A son entrée, à la Charité, le malade se présentait dans l'état suivant : respiration nasale complètement empêchée à droite et commençant à être gênée à gauche. Saillie grise, blanchâtre, opaque, irrégulière dans la narine droite, ne se mouvant pas dans les brusques efforts d'inspiration ou d'exploration nasale. La face est un peu anémiée par suite de nombreuses pertes de sang que le malade a subies. L'état général reste néanmoins bon.

3 mai. Première tentative d'extirpation. Le malade, placé dans une chambre obscure, la narine étant bien éclairée par un jet de lumière dirigé dans sa cavité fortement dilatée à l'aide du speculum nasi. M. Trélat arrache, avec la pince à polypes, des lambeaux de la masse morbide. Celle-ci parait friable, car on n'amène entre les mors de la pince que de petites parcelles mêlées de sang ; quelques-unes plus considérables ont plutôt l'aspect de lambeaux de muqueuse hypertrophiée et plus dure que des fragments de polype. A peine au reste a-t-on touché la tumeur avec l'instrument qu'une hémorrhagie abondante se produit, et l'écoulement sanguin est tel que l'opération doit être interrompue.

Dans le courant de mai, à trois reprises différentes, les mêmes essais sont renouvelés dans les mêmes conditions. La troisième fois M. Tréiat veut pousser la manœuvre de l'arrachement aussi loin que possible : tout a été préparé pour le tamponnement ; des fragments assez considérables sont arrachés, mais le sang coule avec une telle abondance qu'il faut se hâter d'appliquer aux deux orifices des fosses nasales deux bourdonnets de charpie qui sont laissés en place jusqu'au lendemain. L'anémie s'accentue, et il devient évident qu'il faudra, dès que le malade aura repris suffisamment de forces pour la supporter, songer à une opération plus complète.

Lipôme. — Entre temps un fait nouveau vient frapper l'attention : on remarque que la joue droite du malade présente une déformation appréciable ; elle est un peu plus pleine et plus pendante de ce côté que du côté opposé ; à gauche on constate au-dessous de l'arcade zygomatique une dépression qui manque totalement à droite, de plus la commissure labiale est abaissée. La palpation confirme ces données : on sent, au toucher, au-dessous de l'arcade zygomatique un point demi-dur, résistant au doigt, et que l'on fait mouvoir profondément sous la peau. On le sent beaucoup mieux en saisissant la joue entre les pouces placés dans la bouche et les index maintenus à la face externe de la joue ; on constate ainsi, de la façon la plus évidente, dans l'épaisseur de la joue, la présence d'un corps mollasse, demi-dur, irrégulier, grenu, mobile, qui glisse entre les doigts. M. Trélat porte le diagnostic de *lipôme de la joue* par hypertrophie de la boule graisseuse de Bichat.

Le 12 juin, la joue est fortement écartée par un instrument approprié. Puis une incision de deux centimètres est faite à la muqueuse génale, au niveau de la tumeur, de façon à ménager le canal de Sténon et son orifice. La tumeur est alors saisie avec une petite érigne, et on l'extrait sans difficulté. Elle était constituée, comme on l'avait supposé, par une masse graisseuse, globuleuse, lobulée, du volume d'une noix, dépassant certainement en volume la boule graisseuse normale, et d'ailleurs libre sous la muqueuse dans une loge creusée entre les fibres musculaires du buccinateur. A la même époque, on constatait, au niveau de la seconde grosse molaire, qui était cariée, une ulcération de la face interne de la joue avec épaississement de la muqueuse environnante. Un traitement local continué avec soin pendant une dizaine de jours, restant sans résultat, on fait arracher la dent malade : l'ulcération de la muqueuse se cicatrise rapidement.

Ablation du polype. — Etat du malade au mois de juillet. L'état du malade s'est peu à peu relevé, la face a repris sa coloration normale ; l'anémie qui avait succédé aux hémorrhagies abondantes n'est plus apparente. Mais la tumeur nasale et pharyngienne n'a pas cessé de faire des progrès. La narine droite est toujours obstruée, et la tumeur qui la remplit met complètement obstacle au passage de l'air ; le polype ne tend cependant pas à faire saillie au dehors à travers l'orifice externe des fosses nasales ; on ne peut bien l'apercevoir qu'en explorant la narine à l'aide d'un spéculum ; il est facile alors de découvrir une masse blanchâtre qui occupe le quart ou le

cinquième postérieur de la fosse nasale. Le doigt introduit dans
la bouche et relevé derrière le voile du palais perçoit de ce côté
deux masses lobulées, bien nettes, occupant l'orifice postérieur des fosses nasales ; elles forment une saillie plus considérable à droite qu'à gauche ; la ligne médiane est cependant
dépassée, et l'orifice de la fosse nasale gauche est en partie
occupé par la tumeur ; on se rend ainsi compte de la gène
respiratoire qui augmente peu à peu du côté gauche. D'après
les recherches successives, il devenait évident que le lobe
pharyngien, qui n'était pas accessible, subissait un accroisse-
ment très-rapide. D'autre part, l'ablation du lipôme n'avait pas
complètement fait tomber le volume de la joue et l'œil semblait
légerement poussé en avant. Enfin, au-dessus de l'os malaire,
existe une saillie manifeste ; on sent que la fosse zygomatique
est soulevée par une masse qui n'est sans doute qu'une dépen-
dance ou qu'un prolongement de la tumeur principale. Au reste,
point de douleur. Un peu d'affaiblissement de la vue du côté
droit, mais rien à l'examen ophthalmoscopique. L'opération est
décidée et pratiquée le 10 juillet.

1º *Incision des parties molles.* — Deux incisions horizontales,
l'une supérieure longeant le rebord orbitaire, l'autre inférieure
allant de l'aile du nez vers le bord antérieur du masséter, une
incision verticale qui suit le sillon naso-génien, limitent un
espace quadrilatère qui répond à la face interne du maxillaire.
Ces deux incisions ne sont pas tout à fait rectilignes, la supérieure part de l'os malaire, décrit ensuite une ligne un peu
courbe passant juste au-dessous du bord inférieur de l'orbite,
et s'arrète à la partie supérieure du sillon naso-génien, à un
centimètre au-dessus de l'angle interne de l'œil. L'inférieure
part de l'aile droite du nez et se dirige en bas et en arrière en
formant une courbe à convexité supérieure surtout prononcée
dans sa moitié postérieure ; cette disposition de l'incision a
pour but d'éviter le canal de Sténon, d'élargir la base du lambeau et de perdre la cicatrice dans la moustache qui va pousser ; la troisième incision sinueuse, réunissant les extrémités
des deux précédentes, suit le sillon naso-génien et s'arrête au
niveau de l'aile du nez qu'elle contourne. La section des parties molles est complète et penètre jusqu'aux os, mais l'opérateur la laisse partout adhérente aux parties profondes et aux
os. L'opération est un moment interrompue pour arrêter, au
moyen de ligatures, l'écoulement sanguin qui se fait en différents points en assez grande abondance.

2º *Section des os.* — Les os sont sectionnés dans le trajet même des incisions cutanées à l'aide d'une petite scie à main, étroite et mince (scie de Larrey).

a) Section verticale. — La paroi externe cartilagineuse du nez est sectionnée au bistouri, et l'apophyse montante avec la scie.

b) Section horizontale inférieure. — Elle passe au-dessus des racines des dents, l'extrémité de la scie cheminant dans la cavité du sinus maxillaire.

c) Section horizontale supérieure. — Le périoste du plancher de l'orbite est décollé avec soin dans une étendue de 6 millim. environ, puis la scie chemine perpendiculairement à ce plancher qu'elle sectionne, la pointe de la scie se trouvant libre dans le sinus maxillaire. La scie parvenue à l'extrèmité externe de l'incision horizontale supérieure, coupe de dedans en dehors l'os malaire, dernier point d'attache des lambeaux osseux que l'on veut écarter. Les sections achevées, il devient facile avec un élévatoire de soulever et de renverser en dehors la paroi externe du sinus maxillaire recouverte de toutes ses parties molles, la peau de la partie externe de la joue et probablement aussi le périoste de l'os malaire faisant l'office de charnière. La cavité du sinus est ainsi mise à nu, sa paroi interne et les parties osseuses qui séparaient encore le sinus des fosses nasales sont réséquées sans difficulté avec une pince coupante.

3º *Extraction du polype.* — La cavité qu'on avait alors sous les yeux n'était point aussi spacieuse qu'on pouvait le supposer ; elle ne paraissait guère dépasser le volume d'une petite noix. Au fond de la plaie, après avoir étanché le sang, qui déjà recommençait à couler avec abondance, on découvre une première masse grisâtre que l'on amène au dehors par un léger effort de traction. Dès ce moment l'hémorrhagie devient extrème, il faut se hâter.

De nouveaux fragments de tissu morbide sont arrachés l'un après l'autre; enfin une énorme masse, qui tout d'abord avait échappé à l'observation, est dégagée, non sans peine, du fond de la plaie, saisie avec une pince et arrachée; elle se compose de deux lobes distincts, dont l'un correspondait à la saillie sus-malaire décrite plus haut, et dont l'autre s'enfonçait profondément dans l'épaisseur de la joue. Pendant tout le temps de l'opération, le sang n'a pas cessé de couler en abondance; le malade s'est peu à peu réveillé, on est obligé par moments d'incliner sa tête de côté pour donner issue au sang qui s'accumule dans les arrière-cavités de la bouche et du nez. Vers la fin de l'opération, il rend par vomissement une quantité assez considérable de caillots accumulés dans l'estomac. Toute la surface interne de la plaie est fortement cautérisée avec le galvano-cautère : grâce à la lumière très-vive dégagée par l'instrument porté au rouge blanc, on explore la cavité, et l'on s'assure qu'aucune partie du tissu n'est restée en arrière.

Le lambeau cutano-osseux est alors remis en place ; on ne fait pas de suture osseuse, on se contente de maintenir les parties molles dans leur position normale au moyen de points de suture entrecoupés.

Le malade, complètement exsangue, les extrémités froides, sans pouls radial, est reporté presque inanimé dans son lit. Boules d'eau chaude, boissons cordiales chaudes.

Suites de l'opération. — 10 juillet au soir. Grande faiblesse, yeux éteints ; le refroidissement général persiste, pouls faible et rapide, 140 ; un ou deux vomissements sanglants dans la journée.

Le 11, matin, P. 120, T. 38°6, pouls mou, faible, dépressible. Soir, P. 116, T. 34°4. On ne change que les pièces extérieures du pansement ; le malade s'est réchauffé, il a encore quelques nausées. Bouillon et vin, potion de Todd.

Le 12, matin, P. 104, T. 36. Soir, P. 105, T. 39.

Le malade semble revenir à la vie, il répond aux questions qu'on lui adresse, se dit bien, mais très-faible. Bouillon, vin, irrigations d'eau phéniquée, intus et extra. Pansement à l'eau phéniquée.

Le 13. P. 104, T. 38°8. Même état.

Le 14, matin, P. 112, T. 39°4. Œdème des paupières. Soir, P. 116, T. 40. La joue se tuméfie considérablement.

Le 15, matin, P. 108, T. 38°5. Soir. P. 120, T. 39°6. Le malade a mangé du hachis et de la soupe.

Le 16, matin, P. 112. On enlève les sutures. Soir, T. 39. La tuméfaction des paupières a diminué ; on les entr'ouvre et l'on constate que l'œil est sain. Le malade a rejeté hier un ambeau de muqueuse. L'eau du lavage entraine des parcelles noires (fragments de tissus escharifiés).

Le 17. P. 104, T. 39°4. Bon état. Le malade a pris avec plaisir de la viande hachée et de la soupe. Toutes les incisions cutanées sont réunies, l'inférieure seule n'est pas complètement affrontée; les points de suture donnent un peu de pus à la pression. Le gonflement de la joue diminue.

Le 19, matin, P. 112, T. 38°8. Bon état, reste faible ; douleurs, battements dans la tète; grande pâleur.

Le 20, matin, P. 120, T. 39°4. Soir, P. 116. T. 39°8.

Le malade a essayé de se lever hier, mais il a presque perdu connaissance et s'est aussitôt remis au lit. Gouttelettes de pus par les points de la suture inférieure. Dans tout le reste de leur étendue, les incisions cutanées sont réunies. Douleur à la pression au niveau des sutures osseuses. On n'insiste pas pour chercher la mobilité.

Le 21, matin, P. 100, T. 36°2. Soir, P. 112, T. 39.

Le 22, matin, P. 108, T. 38°4. Soir, P. 106, T. 38°2.

Le 23, matin, P. 104. T. 38. Soir, P. 116, T. 38°4.

Les points de la suture supérieure ne donnent plus de pus ; au niveau de l'un des inférieurs, le pus s'est amassé dans la profondeur de la joue; il se vide facilement par la pression.

Le 24, matin, P. 112, T. 38. Soir, P. 112, T. 38°6. Injections profondes dans le nez avec une sonde courbée en gomme, pénétrant presque dans le sinus détruit.

Le 29. Le malade est encore faible, mais se lève l'après-midi. Les points de suture ne fournissent plus une seule goutte de pus. On ne détermine plus aucune douleur en pressant au niveau des sections osseuses. On ne constate aucune mobilité des fragments osseux. De temps en temps le malade mouche une grosse masse de mucus concrété qui s'accumule dans la cavité nasale supplémentaire créée par l'opération.

On ne garde le malade à l'hôpital que pour le laisser reprendre les forces qui lui manquent encore. Il est présenté guéri le 7 août à la Société de chirurgie.

A sa sortie, le 14 août, une ligne cicatricielle, ferme, déprimée suivant le trajet des incisions, rappelle seule l'opération. La paupière inférieure droite est encore légèrement tuméfiée. La sensibilité cutanée est obtuse dans le quadrilatère limité par les incisions. Elle est aussi un peu diminuée dans la paupière inférieure, dans l'aile draite du nez et dans la moitié droite de la lèvre supérieure. La commissure labiale du même côté est un peu abaissée ; ce signe est le seul qui, dans le repos de la face, indique une paralysie des muscles faciaux; mais lorsqu'on fait grimacer le visage, l'aile du nez et la commissure droite des lèvres, demeurent immobiles. La vue est moins bonne du côté opéré que de l'autre ; la lecture est difficile de

l'œil droit. La vision à distance est également limitée ; aucune
lésion appréciable à l'ophthalmoscope. La respiration nasale
est libre du côté droit. L'odorat serait, au dire du malade, un
peu moins fin à droite qu'à gauche.

Examen de la pièce. — La tumeur enlevée se compose de
trois masses distinctes dont le poids total s'élève à 49 grammes;
réunies, elles présentent un volume égal à celui d'un œuf de
poule.

Le tissu de la tumeur est blanc, ferme, de consistance et
d'aspect fibreux. Au microscope, elle présente tous les ca-
ractères des fibrômes de cette région ; fibrôme fasciculé riche
en cellules de tissu conjonctif; celles-ci sont, dans ce cas
particulier, gonflées et remarquablement volumineuses. De
plus, de nombreux vaisseaux capillaires offrent la structure
des vaisseaux embryonnaires (parois formées de cellules) par-
courant en tous sens l'épaisseur de la tumeur. Cette riche vas-
cularisation, et la fragilité des vaisseaux encore jeunes,
rendent compte de la fréquence et de l'abondance des hémorrhagies observées avant et pendant l'opération.

Malgré le soin extrême apporté par M. Trélat à l'extirpation
de la tumeur, celle-ci récidiva, et le malade rentra à la Charité, où il resta une année entière. Sans avoir recours à une
nouvelle opération sanglante, la tumeur fut attaquée par les
voies naturelles , au moyen du galvano-cautère , auquel
M. Trélat avait fait adapter une série de couteaux et de
cônes de courbures variées et disposées spécialement pour le
malade qui nous occupe. Le manuel opératoire ne varia guère
pendant la durée du traitement de la récidive, et chaçune des
séances se composait de l'introduction dans la narine du spéculum de M. Duplay, puis de la cautérisation des bourgeons
nouvellement développés au moyen des couteaux et des cônes
en fil de platine, portés sur de longs manches très-minces
qu'on faisait passer derrière le voile du palais divisé sur la
ligne médiane. Par le spéculum nasal, le chirurgien apercevait
nettement tous les points des arrière-narines et de la base
du crâne, et, grâce à la lumière très-vive répandue par les
couteaux et les cônes chauffés au blanc, la cautérisation ac-
quérait une précision mathématique.

L'écoulement sanguin ne fut jamais abondant, la végétation ayant pris un développement assez considérable sur un
point de l'apophyse basilaire. M. Trélat passa une anse de
platine par la narine, la développa dans la bouche, et, au

moyen de trois petites pelles d'ivoire garnies de longs manches, placées autour de la tumeur, il chercha à faire glisser l'anse sur la petite masse de nouvelle formation; quand elle fut saisie et étreinte, on fit passer le courant, mais le malade ne rejeta qu'une parcelle de tissu carbonisé. Aussi, renonçant à ce moyen de destruction, M. Trélat n'attaqua plus le néoplasme qu'avec les couteaux et les cônes. Les séances furent multipliées; le malade, très-docile et très-désireux de guérir, seconda parfaitement les efforts persévérants du chirurgien, et cette longue lutte d'une année se termina par la victoire complète du chirurgien, qui fut récompensé de ses efforts par la guérison absolue du malade. Nous affirmons qu'aucun des moyens proposés pour la destruction des polypes naso-phagiens ne pourait rivaliser avec le galvano-cautère, manié par des mains exercées et habiles à tirer tout le parti possible de ce puissant instrument de destruction. Nous qui, pendant deux années, avons secondé M. Trélat dans toutes ses opérations galvano-caustiques, et qui avons pu constater la supériorité incontestable du galvano-cautère dans la cure des palypes naso-pharyngiens, nous ne comprenons pas que cet instrument ne soit pas répandu davantage et ne soit pas encore arrivé à remplacer tous les autres modes de destruction qui ne sauraient lui être comparés.

Nous aurions voulu pouvoir donner plus d'étendue à cette question si intéressante, mais, comme elle ne rentre pas directement dans notre sujet, nous avons dû nous contenter de cet aperçu sommaire.

APPRÉCIATION DE LA VOIE MAXILLAIRE SUPÉRIEURE ET DES PROCÉDÉS QUI S'Y RATTACHENT.

Lorsqu'on pratique sur le cadavre la résection temporaire de la paroi antérieure du sinus maxillaire suivant les procédés de MM. Langenbeck et Bœckel, est tout d'abord étonné du peu d'étendue de la voie que l'on a sous les yeux.

C'est qu'en effet il reste à détruire, pour arriver

sur la base du crâne, les parois postérieure et interne du sinus. Mais, lorsqu'on pratique cette opération sur le vivant, la tâche du chirurgien est singulièrement facilitée par l'action destructive du néoplasme qui s'est substitué aux lamelles osseuses ou qui les a refoulées, si bien qu'une fois la porte ouverte, on a directement sous les yeux les masses que l'on doit enlever.

La voie que l'on s'est frayée ne mène pas directement sur l'apophyse basilaire, point central de l'implantation des polypes, et les instruments doivent nécessairement, pour arriver sur le pédicule, suivre une voie oblique de dehors en dedans et d'avant en arrière. C'est là une condition moins avantageuse pour exercer les tractions destinées à arracher le polype, et la voie nasale présente cette supériorité sur toutes les autres, de permettre de tirer contre soi et dans les meilleures conditions de commodité, de force et de sécurité pour les organes voisins. Cette remarque s'applique également à toutes les autres manœuvres dirigées contre le polype.

Les dimensions approximatives de la porte d'entrée sont les suivantes, d'après les mesures que nous avons prises sur des têtes sur lesquelles nous répétions le procédé de M. Bœckel.

Incision cutanée horizontale supérieure, 0,048 mil.
Incision horizontale inférieure,   0,090
Incision verticale,   0,050

C'est là assurément une voie suffisamment large

pour l'extraction des polypes les plus volumineux,
comme le prouvent du reste les observations em-
pruntées, tant aux résections temporaires, qu'à
celles dans lesquelles on détruit définitivement la
paroi antérieure du sinus.

Le temps le plus délicat de l'opération est celui
qui consiste à soulever le lambeau ostéo-cutané et
à le récliner, soit en dedans, soit en dehors, suivant
le procédé adopté ; il faut procéder avec précaution
et avoir soin de faire porter l'effort sur toute la
surface de la lamelle osseuse, sinon celle-ci se brise
en plusieurs fragments, comme cela arriva dans les
deux observations allemandes que nous avons
citées.

Relativement à la section de l'os malaire, nous
voyons qu'elle a été faite différemment par M. Bœckel et par M. Trélat, le premier de ces deux chirurgiens ayant employé la scie à chaîne, le second
celle de Larrey. Cette section, qui se fait de
dedans en dehors ne doit pas être poussée trop
loin, car il est préférable de laisser une petite lamelle osseuse qui se brise facilement, plutôt que de
courir le risque d'entamer le périoste.

Le plus grand avantage de la voie maxillaire
supérieure, c'est assurément de permettre d'u-
tiliser la voie nasale au cas où, dans le cours
d'une opération, cette dernière serait jugée nécessaire. En détruisant la partie postérieure de la
cloison, on obtient un canal oblique qui permet d'atteindre les parties de la base du crâne du côté

opposé à celui où l'on a pratiqué l'ouverture. Au cas même où le sacrifice de la cloison ne suffirait pas, on pourrait détacher l'aile du nez ou la saillie nasale tout entière et la récliner plus ou moins, suivant les besoins.

L'opération de M. Trélat est très-concluante pour la question de la réunion osseuse, qui fut parfaite. Elle acquiert une valeur plus grande encore par le fait que l'opéré a été suivi pendant plus de deux ans, et que la plus petite nécrose n'eût pas passé inaperçu.

Les avantages incontestables de la voie du sinus maxillaire sont la conservation de l'arcade dentaire, l'intégrité de la voûte palatine et du voile du palais, le soutien des parties molles de la face, empêchant l'altération des traits. Par contre, on pourra toujours lui reprocher la section de l'artère faciale par l'incision inférieure, celle de la sous-orbitaire par la section supérieure. Privé de ces sources vasculaires, le lambeau ostéo-cutané n'est plus nourri que par l'artère transverse de la face, et cette irrigation peu abondante peut inspirer des craintes relativement à la nécrose.

RÉSECTION TEMPORAIRE TOTALE DU MAXILLAIRE SUPÉRIEUR DE L'OS MALAIRE.

M. Jules Roux, de Toulon, ayant, dans son service à l'hôpital de la marine, un matelot atteint d'un polype naso-pharyngien très-volumineux, à base d'implantation très-large, et à lobes multiples remplissant les narines, le sinus maxillaire et les arrière-narines, imagina, en 1861, une opération audacieuse, mais qui nous semble très-heureusement conçue. Malheureusement, il n'eut pas l'occasion de la pratiquer sur le vivant, le malade s'y étant obstinément refusé.

Voici comment M. J. Roux lui-même expose son procédé :

Afin d'atteindre aisément le polype sur les différents points de son implantation, je crus devoir renoncer à l'attaquer par les voies naturelles, car une première tentative par la fosse nasale droite avait échoué et n'avait servi qu'à extraire l'embranchement gélatiniforme qu'on voyait dans cette cavité et à révéler par une hémorrhagie assez abondante la nature fibro-vasculaire de la tumeur.

Le procédé, par écartement des os maxillaires supérieurs, que j'ai fréquemment étudié sur le cadavre, a pour but fondamental de pratiquer à la face une ouverture suffisante pour permettre d'agir librement dans le pharynx. On l'accomplit en incisant les parties molles sans tailler de lambeau, en brisant les attaches des os, en les écartant avec les chairs qui les recouvrent, de manière à ne rien retrancher, à remettre tous les tissus en place après l'opération, et à ne laisser que d'insignifiantes cicatrices.

Dans cette pensée, il faut :

1° Considérer l'os malaire et l'os maxillaire supérieur qui le supporte comme ne formant qu'un seul et même os ;

2° Inciser les parties molles dans les points seulement qui recouvrent les attaches de ces os avec le crâne et la face ;

3° Briser ces attaches elles-mêmes ;

4° Ecarter les os détachés ;

5° Enfin, après l'ablation complète du polype, rapprocher et maintenir en contact les parties dures et molles, momentanément écartées pour permettre cette ablation.

PROCÉDÉ OPÉRATOIRE.

Il comprend cinq temps, dont les trois premiers au moins, peuvent s'accomplir dans le sommeil chloroformique.

Premier temps. — Division de l'attache frontojugale ; incision transversale de 1 centimètre, intéressant les parties molles qui recouvrent l'apophyse orbitaire externe ; section de l'articulation frontojugale, à l'aide du ciseau froid et du marteau ou de la scie à chaîne.

Deuxième temps. — Division de l'attache temporojugale ; incision verticale de 1 centimètre sur l'apophyse zygomatique ; section de l'articulation temporo-jugale avec la scie à chaîne ou le ciseau et le marteau.

Toisième temps. — Division de l'attache orbito-nasale inférieure ; incision sinueuse des parties molles commençant à l'angle interne et inférieur de l'orbite, au-dessous du sac lacrymal, contournant l'aile du nez, la narine correspondante, et s'arrêtant au-desous de la cloison, sur la ligne médiane, où la lèvre supérieure est ensuite fendue en totalité. Après cette incision, qui a détaché le côté correspondant du nez, section de la base de l'apophyse montante et de la cloison interne de l'orbite au niveau de l'angle inférieur de cette cavité, à l'aide de la scie à chaîne et du ciseau, ou de ce dernier instrument seulement.

Quatrième temps. — Division de l'attache ptérygo-maxillaire.

Section de l'articulation ptérygo-maxillaire (parties molles et dures), à l'aide d'un ciseau, long de 20 cent., large de 25 mil. à son tranchant, directement appliqué de champ derrière la dernière dent molaire supérieure, dans l'angle rentrant formé par la rencontre du sphénoïde du maxillaire supérieur et de l'os palatin.

Cinquième temps. — Division de l'attache inter-maxillaire ; incision transversale détachant à son insertion palatine la moitié du voile du palais correspondant à l'os maxillaire qu'on veut écarter ; avulsion de la première dent incisive supérieure du même os ; section de la voûte palatine sur le côté du raphé médian à l'aide de la scie à chaîne introduite ici, comme partout ailleurs, avec l'aiguille de M. Roux (de Brignolles).

Les attaches osseuses ainsi divisées, on introduit dans le trait de scie inter-maxillaire, les mors fermés d'une pince plate et forte ; on l'ouvre avec lenteur, et l'on écarte avec facilité les deux maxillaires. Le maxillaire détaché, mais toujours adhérent aux parties molles qui le recouvrent, est porté obliquement en haut et en dehors vers la fosse temporale, de manière à n'exercer sur l'œil aucune compression fâcheuse. On porte ainsi jusqu'à 10 cent. environ l'intervalle qui sépare les dents incisives des deux maxillaires supérieurs. Cet écartement est la base d'un cône dont le sommet tronqué est mesuré par l'espace compris entre l'apophyse ptérygoïde et le vomer. Enfin, si ce dernier espace par lequel les instruments sont manœuvrés dans le pharynx, pouvait paraître trop étroit, on pourrait l'agrandir en enlevant avec des cisailles le vomer et en coupant l'apophyse ptérygoïde à sa base.

Enfin, après l'enlèvement du polype par l'un des procédés connus, il est facile de rapprocher et de maintenir en place les tissus écartés à l'aide de la suture des parties dures et des parties molles.

Nous avons répété cette opération et sur certains sujets nous avons éprouvé une très-grande difficulté à la mener à terme. Les sections osseuses qui se font à travers des boutonnières cutanées de 1 centimètre de largeur ne peuvent être pratiquées qu'avec le ciseau et le marteau, aussi ne comprenons nous pas l'alternative que M. J. Roux a laissée aux chirurgiens d'employer au choix le ciseau ou la scie à chaîne. Cette dernière ne saurait être manœuvrée qu'avec une ouverture trois fois plus large pour le moins.

Le procédé de M. J. Roux pourra rendre service dans les cas de polypes englobant le maxillaire de toute part et envoyant des digitations dans toutes les directions, et alors que l'indication de la résection définitive s'impose, pour ainsi dire, au chirurgien. Il pourra sans doute éviter, dans certains cas, cette redoutable et sanglante opération.

M. Sédillot a pratiqué une résection temporaire suivant un procédé qui se rapproche beaucoup de celui de M. J. Roux, malheureusement la mort du malade survenue à la fin de l'opération empêche de porter un jugement définitif sur cette opération qui, jusqu'à ce jour, est restée privée de la sanction indispensable de la clinique, et n'appartient par conséquent qu'à la médecine opératoire.

L'opération de M. Sédillot fut pratiquée sur un enfant de 11 ans, le 31 juillet 1865, pour enlever une énorme tumeur fibreuse qui avait envahi, en moins d'une année, les fosses nasales, l'antre d'Highmore, la fosse temporale et l'arrière-bouche. Tout contact donnait la sensation d'une masse carti-agineuse et amenait une hémorrhagie. La compression avait déformé l'orbite, la tempe, le nez, le palais, et était si forte qu'il avait été impossible de passer un stylet entre le polype et les tissus en contact.

M. Sédillot pratiqua une incision verticale, sur le milieu du nez et de la lèvre supérieure, qui fut entièrement fendue. Une autre incision partant du sommet de la première, fut conti-nuée le long du bord orbitaire inférieur jusqu'à l'apophyse zygomatique. Il divisa, avec un ciseau et le maillet, pour aller plus vite, l'apophyse montante du maxillaire, les angles orbitaires interne et externe, l'arcade zygomatique, la voûte palatine sur la ligne médiane, entre les dents incisives moyennes qui ne furent pas ébranlées, après avoir coupé les parties molles du raphé palatin avec un bistouri simple et le voile avec un bistouri boutonné, jusqu'auprès de la luette.

Un large ciseau, introduit sous le globe de l'œil, rompit la paroi inférieure de l'orbite, et il devint assez facile de luxer tout le maxillaire en dehors, en l'écartant avec un levier. La tumeur blanchâtre, mamelonnée, très-résistante, apparut dans son développement et fut arrachée de la voûte crânienne, puis de l'antre d'Hyghmore, après de violents efforts et après que plusieurs pinces eurent été forcées. Aucun des prolonge-ments du polype ne se rompit, tant la consistance en était grande.

Des serre-fines avaient été appliquées sur tous les vaisseaux accessibles, pour diminuer la perte du sang, qui était très-considérable, mais aussitôt l'ablation de la tumeur achevée, l'hémorrhagie s'arrêta. On s'occupa du pansement et déjà les deux maxillaires avaient été perforés pour être réunis par une suture métallique, lorsqu'une syncope eut lieu. On avait depuis longtemps suspendu l'administration du chloroforme. Le malade pâlit, son pouls cessa de battre, et rien ne put le ramener. On eut en vain recours à la transfusion du sang, à l'électricité, à l'électro-puncture du cœur, à la cautérisation ignée, à la bronchotomie, à la respiration artificielle pendant plus d'une heure, tout fut inutile. Le malade avait malheureusement succombé malgré la plus active et la plus habile assistance de nombreux confrères. La tumeur pesait 97 grammes et supportait, sans se rompre, une traction de 50 kilogrammes.

Nous voici arrivé au terme de cette étude à laquelle nous aurions voulu pouvoir adjoindre un certain nombre de planches photographiques représentant les incisions cutanées et le faciès des malades avant et après l'opération, mais le temps pressant, nous avons dû, bien à regret, renoncer à cette idée, nous promettant de la mettre à exécution sitôt que nos loisirs nous le permettront.

Paris. — Typ. A. PARENT rue Monsieur-le-Prince, 29 et 31.